大是文化

最強の栄養療法
「オーソモレキュラー」入門

最強營養療法

以營養素取代吃藥強壓症狀的自癒力療法，90%病痛都消失。

日本營養素療法權威醫師 **溝口徹** 著

羅淑慧 譯

謝嚴谷 審定

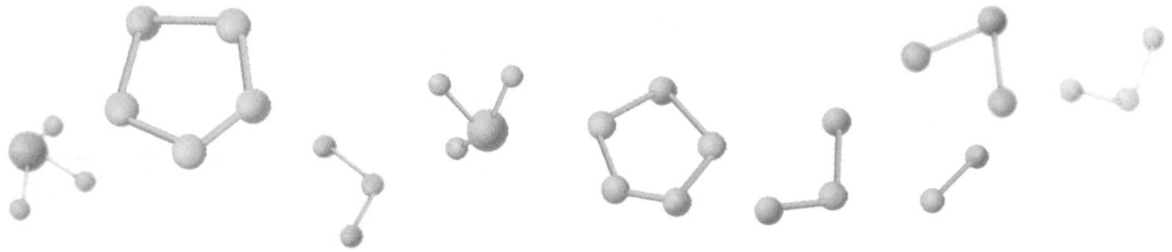

Contents

第四章 健康飲食是「吃對分子食物平衡」 151

第五章 必要營養素，該怎麼吃？ 197

第六章 這樣看懂血液尿液與腸道檢查報告 215

第七章 細胞分子矯正，助孕、抗老化、抗癌，通通有效 243

推薦序一

翻轉內科無效醫療的細胞分子矯正醫學

賀弗診所、德瑞森細胞分子矯正衛教中心講師／謝嚴谷

細胞分子矯正醫學（Orthomolecular Medicine），一個臺灣大眾仍然普遍陌生的名詞，於一九六八年四月十九日，由諾貝爾量子化學及和平獎雙獎得主萊納斯．卡爾．鮑林博士（Dr. Linus Pauling），發表於美國權威性科學雜誌《科學》（*Science*），自此之後向醫學界所提出的慢性病治療的全新概念與有效正確方向。

日後，鮑林成為「大劑量維生素 C 療法」（Megavitamin therapy，即細胞分子矯正醫學另一名稱）的畢生倡導代言人，一九九四年逝世，享年九十三歲；另一位細胞分子矯正醫學之父亞伯罕．賀弗博士（Dr. Abram Hoffer），首位以大劑量維生素B_3（菸鹼酸），成功治療長期精神分裂及廣大慢性病患者的醫師，於二〇〇九年五月逝世，享年九十二歲。在美國白人平均壽命約在六十五～七十五歲的八、九〇年代，兩位皆是細胞分子矯正醫學臨床工作的實證長壽成就者。

二〇一三年七月，美國醫學期刊《美國醫學會雜誌》（*JAMA*），披露了哈佛大學（Harvard University）為期兩年所做的一份研究報告，顯示在美國本地，二〇一二全年有高達七十八萬件醫療疏失致死案件（不含洗腎等其他器官損傷的存亡者），其中有近十萬件死於處方藥物的濫用。這是一個如同全年無休，每日摔下七臺波音七四七的傷亡悲劇。舉世震驚哀悼之餘，內科的慢性病治療從此正式陷入「不可信」與「無效」的危機中。

隔年，日文暢銷書《醫學不要論》作者內海聽醫師，更以自身良心的反思，呼籲內科醫師們，眼前不要只有商業利益，不要從事高達九〇%非必要的「慣行內科醫療」，應將其視之為謀取不當錢財。

反觀網路多年前的紀錄片中，我們看到細胞分子矯正先知們的苦口婆心，高齡已屆九十歲的鮑林博士與賀弗醫師，皆以無比敏捷的思路與清晰的口齒，對學生與大眾傳遞他們「挽救生命」的智慧與知識，其身影令人動容。

雖然兩位皆長期經歷過眾多慣行保守派、商業派醫界人士的無情批判與攻擊，但長達七十多年的辯證，真理卻是越辯越明！

如今臺灣德瑞森細胞分子矯正衛教中心創立已滿十六週年，籌備已久的附屬機構賀弗診所也已於二〇一九年六月順利開業，容許我用至誠之心，感念細胞分子矯正醫學之父賀弗醫師，一生心血致力於大劑量維生素C療法，來從事人性化而有效率的慢性病治療的重大貢獻與傳承——「賀弗診所」即由來於此。

這十幾年來，我以有幸能編譯這兩位悲天憫人智者的重要著作，並加以集結從事課程教學而甚感榮幸，更希望能將他們對人類無私的愛如實傳達。

本書作者溝口徹醫師，顯然是一位充滿理想而且不畏翻轉主流的醫師。曾有十年臨床工作經驗的我，非常能體會身為一位主流醫學醫師，來從事細胞分子矯正醫學所面臨的巨大挑戰：繁重的衛教重擔、健保無法給付的艱難及患者自費的營業模式、同儕的異樣眼光、輔導患者戒斷慢性病專科藥物的掙扎與挫折、缺乏公會與醫事法規的保護傘、牙醫難以配合清除齒科毒素等。

因此，作者猶能將他個人對細胞分子矯正的體會撰寫成冊，實屬難得，令人敬佩！由於是日文著作，非我個人翻譯專長所在，深怕有所疏漏，故以三十一則審定註為本書延伸閱讀性，也讓有興趣的讀者們一窺細胞分子矯正醫學的深刻內容，作為日後慢性疾病防治的基礎。

（本文作者亦為特邀審定，全書審定注請參考第二六五頁。）

推薦序二

看懂身體的訊息，不吃藥也能痊癒

拉法健康體系創辦人／許素貞博士

非常榮幸有機會為《最強營養療法》這本書寫推薦序，當我收到邀請時，內心非常的興奮，因為這不就是我目前所做的事嗎？——面對任何病痛，都抱著尊敬、學習的態度來經歷它。

我在醫院照顧病患曾有十五年的時間，也擔任過副院長，負責經營管理醫院長達十五年。在這個行業摸索了共有三十年之久，可以說對西醫非常的了解；但也因為長期的工作壓力、錯誤的飲食習慣及生活作息，我的身體開始出現慢性疲勞、肩頸痠痛、高血壓、類風溼性關節炎（**按：由自體免疫引起的慢性關節炎**）、血糖飆高等病痛。於是，我就此踏上了「**吃藥**」的旅程，繼高血壓、類風溼性關節炎的藥物後，醫師又建議我增加降血糖的藥；就這樣，藥越吃越多，但並沒有解決我的問題，反而導致掉髮、禿頭；長乳房腫瘤、子宮肌瘤、大腸息肉……這些不都是癌症的前兆嗎？

驚覺之餘，我開始轉向**自然醫學療法**，第一站接觸的便是**細胞分子矯正**，我拋棄了自己最愛吃的麵粉類食物，補充足量的營養素及好的油脂；將體內毒素排出去之外，更厲行早睡早起、運動。

幾個月後，慢性疲勞及肩頸痠痛改善了；在六大健康指標的體力、腦力、情緒、排便、睡眠、腸道健康各方面也都提升了；類風溼性關節炎竟也痊癒了。不僅如此，血壓、血糖恢復正常，連五顆乳房腫瘤都完全消除。

重點是，這十一年來，我**未曾吃過一顆藥，就如同溝口醫師在書中所寫的「改變了我的人生」**。

我們應用排毒及能量、優質的營養素補充方法，對於各種慢性病，包括高血壓、糖尿病、痛風、失眠、類風溼性關節炎、異位性皮膚炎、過敏、發展障礙的孩子（妥瑞症、過動、自閉症）、甲狀腺癌（按：內分泌系統裡最常見的癌症，好發於女性，由於初期沒有明顯症狀，容易被輕忽）、各類疼痛，一一見證全然療癒的事實，真是令人興奮不已。

過去我們在醫院都教導病人只要均衡飲食、不需要刻意補充什麼營養素，但往往忽略掉目前由於生態惡化，導致土壤中的營養素快速流失；環境汙染、飲食添加物，或是生活壓力等因素所造成的酸性體質、慢性發炎已日趨嚴重。個人認為醫療單位的教導不該停留在三十幾年前的觀念，必須重新省視。

當我逐一閱讀書中應用細胞分子矯正的各種案例，我不由自主的頻頻點頭，十分讚賞溝口醫師的論述。誠如書名所述，《最強營養療法》邀請您一同來見證這延續的歷史及更高更遠的方法。

（本文作者為拉法健康體系創辦人、好油專家自然醫學機構創辦人、教育部部定助理教授。）

推薦序三

從治標到治本，西醫都在學的「分子矯正」

東京醫科大學醫院精神醫學部副教授／市來真彥

溝口醫師傳 LINE 問我：「我這次打算寫一本細胞分子矯正的書，你願意幫我寫推薦序嗎？」

在日本，溝口醫師可說是細胞分子矯正療法的統帥。不過，對我來說，溝口是我的高中同學，是當時穿著不合時宜的運動服，和我一起踢足球、打排球的舊識，所以到現在他還是很抗拒我叫他「溝口醫師」。

不過，畢竟他是權威醫師，所以在寫這篇文章的時候，我總不能跟年輕的時候一樣，直接叫他「阿溝」吧！於是便折衷採用了「溝口」這樣的稱呼方法。

我本身專攻精神科，和其他科一樣，同樣都是屬於「反覆執行診斷，然後進行治療，如果沒有改善，就改用其他治療，或是重新檢視原本的診斷」的診療科。可是，精神科的病理機制大部分還未明。

首先，具體來說，應該進行什麼樣的診斷？就以憂鬱症為例吧！

在我和溝口還是實習醫師的二十世紀後半，日本仍根據「外因」（身體因素）、「內因」和「心因」的傳統分類來診斷精神疾病。也就是說，除非身體因素遭到否定，否則不得診斷為內因；除非內因遭到否定，否則不得診斷為心因。

所以，有腦炎之類的感染性身體疾病，或結締組織疾病（Connective Tissue Disease，例如紅斑狼瘡、類風溼性關節炎）、甲狀腺機能異常等身體疾病，同時又呈現憂鬱症狀時，不應診斷為憂鬱症（內因性精神障礙），而應診斷為身體因素（身體疾病所造成）的器質性精神障礙（按：指任何致病因素、直接或間接造成腦結構損傷或腦功能異常），或者是症狀性精神障礙，就是這樣的規定。

可是，當時，「只要判斷沒有身體上的疾病，使身體因素遭到否定，就可以診斷為內因性憂鬱症嗎？」就算拋出這樣的疑問，也沒有任何前輩可以給予明確的答案，而且也沒有任何現成的書可以查詢到答案。

一般來說，現在大多採用兩種診斷標準，分別為：WHO（世界衛生組織）的「ICD」（國際疾病與相關健康問題統計分類）、APA（美國心理學會）的「DSM」（精神疾病診斷與統計手冊）。這些診斷標準可用來消弭精神科醫師進行精神疾病診斷過程的各種分歧與變異。例如，以憂鬱症來說，當被定義為憂鬱症狀的症狀，在固定期間發生固定數量時，便診斷為憂鬱症（Depression）。然而，就像這樣，以「不管是誰，只要達到相同標準」即可採用的診斷標準，其實仍然稱不上充分。

例如，透過抽血數據，在憂鬱症患者身上，發現有甲狀腺功能下降的問題，這個時候，國際疾病分類標準（ICD-10）把這種情況分類為F00-F09的「包含症狀性在內的器質性精神障礙」，而精神疾病診斷與統計手冊（DSM-5）則是分類為「其他醫學性疾病所造成的憂鬱障礙」，但在我二十五年的精神科醫師生涯中，又豈能知道其他醫學性疾病所含的身體疾病當中，又增加了多少新的身體疾病呢？難道不會錯失某個未知身體疾病所造成的抑鬱症狀態嗎？

從治療層面來看，這些診斷標準對於「該採取何種治療比較適當？」來說，根本一點幫助都沒有。我想只要是精神科醫師，應該任誰都會有這種感覺吧！

其實，在相同診斷的患者當中，這些藥物的療效及副作用也會因人而異，而且不在少數。甚至，即便是相當少量的抗精神病藥物，還是有很多患者會反映出（可預料）強烈的副作用症狀，對於那樣的患者，又該怎麼治療才好？這種狀況也十之八九。

大約十年前（按：指二〇〇八年左右），我也曾有過相同的疑問，那個時候，我回想起高中的好朋友，正是精神科醫師的溝口，聽說他正在用某種方法治療精神疾病患者且效果十分良好，於是我就參加了過去從未參加過的同學會，然後從溝口那裡接觸到細胞分子矯正療法，也就是所謂的營養療法。

在那之後，有名二十歲（被診斷）思覺失調症（Schizophrenia，舊稱精神分裂）的患者，因為當時發布的所有非典型抗精神病藥物（Atypical antipsychotic，新型或第二代藥物），就算僅採用最少劑量，還是會出現副作用，所以他只能服用極少劑量且治療效果較差的傳統抗精神病藥物。不過，在合併實踐細胞分子矯正療法的不久之後，他變得非常積極。他重新回到學校，並且順利畢業，雖然症狀並沒有完全消失，不過，病情已顯著好轉，甚至還在其專業領域上獲獎（除此之外，還有很多患者同樣獲得改善）。

這究竟該怎麼解釋？未知的營養障礙，導致思覺失調症？發現全新的診斷？又或者是單純的巧合？

憂鬱狀態不等於憂鬱症。而陷入憂鬱狀態的患者當中，也含有憂鬱症的患者。因此，若我們把憂鬱這個字眼用於症狀名和疾病名，勢必會引起混亂。打個比方來說，憂鬱症的憂鬱狀態就相當於感冒的「發燒」症狀，而抗憂鬱藥物就是退燒藥。

如果要了解箇中道理，首先就要熟讀這本書，然後再加以咀嚼吸收。此時此刻，突然好想再跟高中時期一樣，和溝口一起在學校前面的雜貨店喝碳酸飲料、吃青蔥麵包，一邊爽快的暢談（不過，溝口應該會說：「吃那種食物和飲料，可就失去細胞分子矯正療法修業者的資格囉！」）。

前言

病痛好不了，關鍵在營養、代謝

對許多人來說，應該都對「細胞分子矯正」這個名詞感到相當陌生。可是，我相信，只要大家對細胞分子矯正有正確的概念，就一定能有效緩解身體上的不適症狀。

過去我曾針對憂鬱症和飲食的關係、過敏和維生素D、發展性障礙和隱性過敏、癌症和營養等課題，提出應及早發現、及早治療的論點，並將之集結成冊。爾後，很幸運的，許多讀者紛紛來信給予鼓勵，表示慢性病的症狀因此而獲得改善。

其實，在過去的著作當中，我一直想傳達給各位讀者的，便是這本書所提及的細胞分子矯正，以及治療萬病的根本，正是細胞分子矯正醫學的觀念。而且，有鑑於人們注重營養的意識日漸高漲，我更希望能透過這本書，把基本觀念傳達給各位。

所謂的「細胞分子矯正」是指，「**讓身體裡面的分子（各種營養素）濃度，維持在最佳狀態，以提高身體機能，讓疾病痊癒**」，並且依照患者的狀態，以生物化學或生理學、分子營養學的海量資料（big data）分析或研究成果為依據的治療法。相關說明，於後文我會再進一步說明。

簡單來說，細胞分子矯正的治療就是，了解身體裡面的分子層次（Molecular Level）發生哪些變化，同時透過飲食和營養的改善，來彌補分子層次的缺陷。

只要了解營養對身體的重要性，以及很多不適症狀和疾病的背後，其實正是營養和代謝的問題，就可以在前往醫院或是尋求藥物之前，透過飲食的注意，或是補充營養素等方式先行採取對應。

因此，在身體感到不適時，我希望大家可以先試著省視自己的飲食習慣或平日的營養攝取，不要一有什麼病痛，就想直接吃藥。飲食和營養對身體的重要性，在我們體內又是如何實際運作，希望大家務必注意這些事情。

切記，只要培養正確的觀念，飲食習慣就會逐漸改變。

更何況，現在不光是電視或雜誌，透過網路也都可以搜尋到許多與飲食、營養學相關的資訊。電視上也經常看到知名醫師參與健康節目，而廣受大眾的喜愛。因為，飲食和營養一直都是許多觀眾朋友感興趣的話題。

我們的身體是由吃進體內的食物所構成，這是無庸置疑的事實。不論是過胖、偏瘦、滿臉青春痘，或是完美肌膚，其實身體的任何表徵都和飲食密不可分。

此外，有氣無力、焦慮、失眠等，這些被視為大腦問題的症狀也是如此。

令人欣慰的是，只要從今天開始改變飲食，就可以改變未來的自己，這是任誰都無法否定的事實，而這就是細胞分子矯正的基本概念。

現在的自己該做到什麼程度？該怎麼吃，才能夠讓未來的自己變得更好？

希望大家都能在這本書找到答案。

第一章

細胞分子矯正翻轉內科，解救了多少人生

1 誤打誤撞！我從治痛到成為麻醉醫師

在我擔任醫師的二十七個年頭，其中約有二十年，都在鑽研「細胞分子矯正醫學」。因此，我衷心期盼這本書，可以讓更多人認識細胞分子矯正療法，同時也希望能對自己、家人，以及其他人的健康有所幫助。

在專攻細胞分子矯正療法的同時，我也一直不斷的透過演講或出版等方式，將營養的重要性傳達給醫師以及一般民眾。可是，以目前來說，因為細胞分子矯正療法尚未正式編入醫學系的課程，所以在日本醫療界並不算普及，儘管近年來開始受到矚目，一般民眾卻鮮少了解。因此，在說明細胞分子矯正療法之前，我想先跟大家分享一下自己的醫師經歷，以及我與細胞分子矯正相遇的經過。

大學醫學系畢業後，我歷經了為期兩年的臨床實習經驗，而後專攻麻醉科。雖然高中就讀的是一般的升學學校，但其實我相當熱衷棒球，熱愛運動的程度遠勝於念書，只是因為喜歡有機化學，後來才想當教師或醫師，結果就這麼誤打誤撞、考進醫學系。然而，對我來說，醫界的權威氣息總是過於沉重，我一直無法融入其中。

另外，在高中時期，我的祖父因為罹患癌症而入院治療，當時因為有許多疑問，而開始對癌症治療和醫學產生興趣，這也是促使我選擇醫學的契機之一。可是，在醫學系實習外科癌症治療時，還是讓我有種格格不入的感覺，於是我放棄了外科。**最後，用刪去法選擇了麻醉科**。

對各位讀者來說，麻醉科應該是個相當陌生的領域。因為，麻醉科醫師工作時，大多是「手術中」，所以幾乎不需要直接面對患者。在手術的過程中，只要一邊操作大型儀器，觀察沉睡中的患者究竟是放鬆，還是感受到疼痛；同時一邊監控患者的血壓、脈搏、體溫、尿量，隨時做出應變對策。

麻醉科醫師的存在，是為了消除手術期間的疼痛。因專攻疼痛，在「疼痛門診」的專業領域，便是以麻醉科醫師為中心發展而來的。我在大學醫院也是**專攻疼痛門診**，所以對麻醉的效果也相當感興趣。

直到現在，因為專門治療疼痛的醫療機構增加，疼痛門診才逐漸為大眾所知，但在我剛開設診所時，專門治療疼痛的門診相當罕見。我在自己的故鄉，神奈川縣藤澤市（按：位於日本神奈川縣中部），名為「辻堂」的小城鎮開設診所，以神經阻斷術（Nerve Block，將藥液注射於神經纖維周圍，以阻斷近心性及遠心性刺激，而得到疼痛的緩解）等特殊方法，治療其他醫院所無法治療的個案，因而大受好評，許多患者紛紛慕名前來看診。有時，一天的門診患者高達三百人之多，也有許多患者表示「疼痛減輕了」，這讓當時的我變得十分驕傲。

可是，漸漸的，無法藉由疼痛門診技術，完全治癒的患者，或是疼痛有所減輕，疲勞、抑鬱或焦慮仍揮之不去的患者，卻有增加的趨勢。

就是因為這樣，我才終於了解，苦於慢性疼痛的患者之所以增多，以細胞分子矯正的觀點來看，這是因為患者長期承受強大壓力，同時因營養不良導致自律神經失調所致。但當時，在面對有抑鬱或焦慮等症狀的患者，我都是直接處以鎮定劑或抗憂鬱的藥物，簡直就是隨便搪塞了事。

妻子突然病倒，身為醫生的我卻束手無策

那個時期，我每天診療兩百多名患者，自認為自己幫助了許多患者。一直到一九九七年十月，原本身體健朗的妻子，突然因為劇烈的暈眩而病倒，澈底改變了我的一生。

當時，我居住的公寓一樓就是門診，所以馬上就替妻子施打點滴、採取緊急處置。但是，做了血液常規檢驗，結果卻完全沒有異常。而且，因為抑制暈眩的藥方療效不夠，所以我又找了專攻漢方的學長醫師，試了漢方藥材，但還是沒有好轉。

人生就是這麼不可思議，就在那個時候，各種不同的資訊接踵而來。可改善所有身體不適問題的神奇果汁、可治療百病的乳酸菌飲料，甚至，朋友介紹的神社還斷言「暈眩的原因在於祖先」，結果，不是讓我花下大把鈔票買鹽巴水給妻子喝，就是在住家附近驅邪作法。

雖然現在回想起來感覺還挺詭異的，不過當時確實病急亂投醫，嘗試了好幾種民間療法。甚至，連祖先的消厄除災都做了。

後來，妻子還說，搭乘交通工具時會產生焦慮感，如果是一般的診療，我應該會直接開立鎮定劑來改善，可是唯獨面對自己的妻子，我卻怎樣都做不到。「暈眩無法痊癒，肯定有什麼原因存在……。」就在我一邊如此推想，一邊收集資訊的時候，我接觸到細胞分子矯正療法。

只靠飲食、營養補充品，暈眩竟痊癒

我和細胞分子矯正療法的相遇，源自於我和金子雅俊老師的結識。至於金子雅俊老師的事情，我會在後文詳細介紹（第五十七頁）。率先將細胞分子矯正的概念引進國內的人，正是這位金子老師，但因為他本身不是醫師，並沒有自己的診所，所以他必須尋找可以協助患者實施血液檢驗的醫療機構，碰巧就由我的診所提供協助，因而結下了緣分。

在那之前，我對細胞分子矯正完全沒有半點興趣。可是，金子老師看過妻子的病史和檢驗數據後，卻輕描淡寫的說：「溝口醫師，你太太兩週後就會康復了」。同樣身為醫師的我相當不以為然，「再怎麼誇張，也不可能那麼厲害吧？」、「隨口說說的吧？」，甚至嗤之以鼻的認為，如果那麼簡單，那就做給我看啊！

儘管如此，就像前面提到的，我還是抱持著病急亂投醫的想法。我按照金子老師的指示，改變妻子的飲食內容，試著讓妻子吃營養補充品，結果原本像枯萎花朵般的妻子，逐漸變得活力滿滿，能自己完成之前原本沒辦法做的家事；白天臥床的時間大幅減少，能夠外出的時間也變長了，假日也可以和家人一起出遊。

這一切都要感謝金子老師，從一般診療看來，完全正常的血液檢驗數據中，找出許多的問題，並指導正確的飲食和營養補充品，我也因而對這種療法產生強烈的興趣。從那之後，我便日夜不休的將心力全部投注在細胞分子矯正療法的基礎學習上。

2 抽血，是為了找出「慢性病因」

細胞分子矯正比過去我在醫學系學習的其他任何學問都還深奧，同時也更具意義，因此學習起來相當有趣。學生時期為了應付考試而學習的生物化學、生理學等，有時會令自己懷疑這些學問究竟有多少可以學以致用，但**細胞分子矯正就不同了，它包括了營養素代謝和疾病之間的系統關係**，所以我可以充分理解其箇中的深厚意義。

就這樣，越是深入了解細胞分子矯正，在面對症狀無法獲得改善的患者的同時，就越會去猜想，是否和營養或代謝的問題有關。

在之後的一年內，我透過各種不同的機會、書籍或文獻等方式，全心投入於細胞分子矯正的學習。然後，我也把細胞分子矯正實際應用在自家員工及家人身上，藉此證實療法的效果。

甚至，我也試著在經過一般疼痛門診治療，卻遲遲無法獲得滿意效果的患者身上，實際做了應用。結果，許多患者得到了不同於以往的驚人改善，在血液檢驗上也可透過數值證實其變化。

這些珍貴經驗的累積，讓我更加確信，細胞分子矯正是恢復人類原始身體機能的優異療法。

二〇〇〇年開始，我一改自己過去的診療方式。過去，針對疼痛部位，大多會進行X光片等的影像檢驗；如果是關節痛的話，則是透過抽血檢查是否罹患風溼病。但在接觸細胞分子矯正療法之後，基本上對所有就診的患者，我都會建議先抽血，以檢查營養與代謝問題。

腱鞘炎（按：又稱媽媽手，因長時間重複同樣的手部動作而造成）一直好不了、頸部疼痛、腳跟疼痛、後背痠痛……不管病人主訴的症狀是什麼，所有的患者一律都先抽血。據說，那個時候，診所的患者和附近的鄰居都稱呼我為「吸血鬼」。

因為我可以透過患者提供的大量珍貴數據，了解造成**慢性疼痛**的原因，而這些原因都**與細胞分子矯正中的營養障礙有關**。

接下來，我想分享當時印象特別深刻的兩名患者。

病例　五十肩？鈣化性肌腱炎？注射類固醇？都不是

沒有任何原因，左肩突然感到疼痛，這位患者在找我看診之前，在前一家醫院被診斷為五十肩，因為當時的醫師認為症狀會慢慢好轉，所以患者僅以貼藥布及服用止痛藥的方式來減緩症狀。

可是，疼痛卻逐漸變得強烈，夜晚甚至痛到無法入睡，就連穿脫衣服都會產生劇烈的疼痛。後來，朋友建議她到專門治療疼痛的門診就醫，於是便來到我的診所。

初診時，在左肩關節的X光片中發現，肱骨（圖1-1）上方有石灰樣沉澱物沉積，這種狀態診斷為「**鈣化性肌腱炎**」（Calcific Tendinopathy）。

許多醫師在進行診斷和治療時，都會參考《今日的診療 Vol.11》（醫學書院）（按：為專門醫學書的日本出版社），現在讓我們認識一下這種

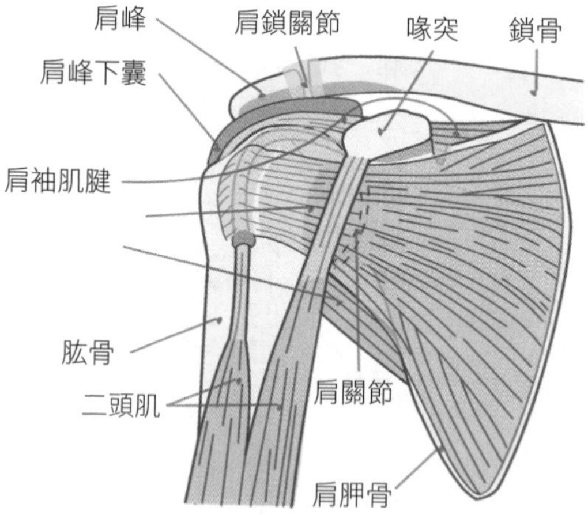

圖1-1　肱骨

上臂的一部分，從肩到肘的長骨。

疾病吧！

○頻率

發病比例占總人口的二・七至八％（按：臺灣為二・五％至七・五％），且好發於四十至五十歲的女性。

○概念與病理

以氫氧基磷灰石（Hydroxyapatite）為主體的鈣化物沉積在肩袖（Rotator Cuff），一旦掉入滑液囊（Synovial bursa），就會被快速排除，而引起炎症反應。其中，以沉積於棘上肌肌腱（Supraspinatus tendon）的病例最多，其次則是棘下肌（Infra-spinatus Tendon）。目前對於鈣化性的成因仍不甚清楚。

就像這樣，雖然教科書寫著鈣化原因不明，但我透過以下細胞分子矯正的檢驗，卻可以找出箇中原因。

我試著根據細胞分子矯正，分析該名患者初診時的血液檢驗數據（下頁表1-1）。

首先，若對象是高齡患者，用來診斷骨質疏鬆症的尿中Dpd／Cr（一般性的鈣溶出標記）項目便會上升。從這裡的數值便可看出，儘管對方是四十八歲的女性，卻有著嚴重的鈣溶出現象❶（按：Dpd為由尿液排出的骨質代謝產物，若在血清中鈣溶出升高，代表有骨質疏鬆的現象）。

問診後得知，在引發肩痛症狀的數個月之前，患者突然停經，而女性體內的雌激素（estrogen）可防止骨骼的鈣質流失。由此可知，這名患者的**雌激素突然減少，造成停經，同時引起骨骼的鈣質流失**。

接著，我們看看ALK－P（鹼性磷酸酶）這個項目，表中的檢驗數據高於參考值。通常，ALK－P是用來判斷肝臟功能的項目，不過，這種上升程度並沒有太大問題。（按：血清中大部分ALK－P源自於肝臟與骨骼。）

可是，以這名患者的情況來說，在進一步詳細檢驗ALK－P之後發現，大幅上升

表1-1　初診時的血液檢驗數據（48歲女性）

	2002/5	參考值（單位）
ALK-P（鹼性磷酸酶）	273	120～250（U/L）
BUN（尿素氮）	10.5	8～20（mg/dL）
Fe（血清鐵）	43	60～170（μg/dL）
Ferritin（鐵蛋白）	6	8～120（ng/mL）
尿中Dpd/Cr	10.5	低於5.4（nm/mmCr）

的是來自骨骼的ＡＬＫ－Ｐ，而不是來自肝臟的ＡＬＫ－Ｐ。也就是說，雌激素的急遽減少，造成骨骼中的鈣質流失，同時身體為了遞補鈣質的流失，而使骨骼的新生受到刺激，從而導致ＡＬＫ－Ｐ上升。

另外，從血清鐵及鐵蛋白（生產於肝臟、脾、骨髓、腫瘤細胞及發炎部位，最常用來診斷不同類型的貧血，反應體內鐵的儲量）的數據偏低，也可看出患者有嚴重的缺鐵現象，這或許和提早停經有關。

目前，因鈣化原因仍然不明，所以通常都是採用止痛和貼布的處方，同時要求患者安靜休養，或是採取在肩關節注射類固醇的治療法。可是，在細胞分子矯正的做法，則是補充鐵劑類及大豆異黃酮（soy isoflavones，天然類雌激素），以及鈣和鎂。

表1-2　初診和５個半月後的血液檢驗數據（48歲女性）

	2002/11	參考值（單位）
ALK-P（鹼性磷酸酶）	202	120～250（U/L）
BUN（尿素氮）	16.9	8～20（mg/dL）
Fe（血清鐵）	141	60～170（μg/dL）
Ferritin（鐵蛋白）	13	8～120（ng/mL）
尿中Dpd/Cr	6.5	低於5.4（nm/mmCr）

結果，初診時X光片中，原本清晰可見的鈣化物，在三個月之後完全消失。

甚至，從初診經過五個半月後的血液檢驗（上頁表1-2）中，可明顯看出，實施細胞分子矯正療法之後，鈣質的流失減少，缺鐵的情況也獲得改善。

除此之外，患者不光是疼痛感消失了，精神和肌膚的狀態同時也變好了，因此而感到相當開心。

透過這位患者的治療經驗，讓我了解到，就算是教科書上既有的診斷和治療方法，卻只有止痛的對症療法（治標不治本）的疾病，還是可以靠細胞分子矯正療法，從根本原因去做改善。

病例 暈眩反覆發作，耳鼻喉沒問題、不是貧血

口耳相傳的資訊，對為病所苦的患者來說，宛如一劑強心針。在細胞分子矯正幫助好幾位異位性皮膚炎患者改善症狀之後，診所開始有了遠道而來的患者。

誠如前面所述，當時我的診所位在神奈川縣藤澤市，名為辻堂的小城鎮，卻有許多患者特地遠道而來。當時還是個網路不甚普及的時代，所以患者獲取資訊的管道，幾乎只能靠口耳相傳。

現在的醫院

[redacted] 大學附設醫學部

主治醫師　耳鼻喉科 [redacted] 醫師

麻醉科 [redacted] 醫師

住院期間　西元 [redacted] 年　9月18日～10月3日

點滴（類固醇、前列腺素）

星狀神經節阻斷術　10次

現在的治療方法

星狀神經節阻斷術、雷射治療

用藥種類　易適倍（Isobide）（1日90ml）、

諧華洛（Cephadol）

彌可保（Methycobal）、

普強（Solanax）、善胃得（Zantac）

胃潰寧（Ulcerlmin）10ml

圖1-2　診所收到的傳真

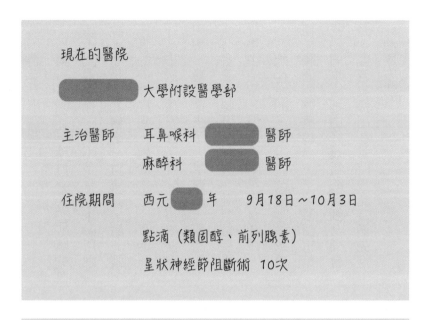

那個時候，診所突然收到一封傳真，請參見下頁圖1-2。

對方是一位苦於暈眩症狀的二十九歲女性。她不是直接來診所就診，而是突然傳來一封傳真。第一張傳真的內容提到，她的暈眩一直治不好，去過好幾家診所就診，也曾試過中藥，最後還去了大學醫院，連續看了耳鼻喉科以及麻醉科，並且住院進行集中治療，但最後還是沒有好轉。

她住院的大學附設醫院是我曾經任職過的醫療機構，主治醫師也是我的同事。她由好幾科的醫師共同會診，並密集採用在當時被認為最先進的治療方法。

下方表1-3，是這名患者初診時的

表1-3　初診時的血液檢驗數據節錄（29歲女性）

	結果	參考值（單位）
TP（總蛋白）	7.2	6.5～8.1（g/dL）
AST（GOT）	21	13～30（U/L）
ALT（GPT）	14	7～23（U/L）
ALK-P	97	120～250（U/L）
ChE（膽鹼酯酶）	324	201～421（U/L）
Ferritin（鐵蛋白）	6.25	8～120（ng/mL）
RBC（紅血球數）	469	438～577（萬/μL）
HGB（血紅素）	13.8	13.6～18.3（g/dL）
HCT（紅血球壓積量）	43.1	33.4～44.9（%）

血液檢驗數據（按：各項常用血液檢驗說明，請參第四〇頁，表1-4）。

從一般的標準範圍來看，這是一份被判斷為肝功能正常、沒有貧血的數據資料，但如果是從細胞分子矯正的觀點來分析，則可根據AST和ALT的數值，判讀出該患者維生素B群不足（按：維生素B群能幫助肝臟維持正常機能、預防脂肪在肝臟中堆積）；再根據鐵蛋白和ALK－P的數值，也能得知患者有鐵、鋅嚴重不足的問題。（按：骨ALK－P是典型的含鋅酶，在缺鋅環境中，骨組織內的ALK－P不但含量會減少，活性也明顯降低，骨的生長和鈣化的速度也會明顯減慢，引起骨骼發育障礙或疏鬆[2]）

因此，我採取了不同於神經阻斷（按：利用藥物或加熱燒灼神經等方法阻斷神經的傳導，讓疼痛的感覺無法傳入大腦，來解除疼痛）的營養治療方法，並建議患者多補充血基質鐵（Heme Iron，主要存在於動物性食物中，像是牛肉、羊肉、豬肉，以及豬血、鴨血、肝等內臟類食物）、鋅、維生素B群。結果，三個月之後，患者完全不需要投藥，也不用再擔心暈眩問題，同時也能正常外出或工作。

雖然暈眩並不完全是營養障礙所引起，也未必每次都能靠細胞分子矯正療法徹底治癒。但是，透過各種檢驗仍無法查出特定原因的暈眩或是頭痛等問題，大多可以**靠細胞分子矯正的檢驗**，以及**矯正數據分析**所獲取的**「營養失衡」來獲得明顯的改善**。

表1-4 常用血液檢查說明

英文名稱	中文名稱	檢驗目的
TP（Total protein）	血清總蛋白	用來診斷和治療與肝臟、腎臟，或骨髓有關的疾病，以及其他新陳代謝或營養的失調。
AST（GOT）	天門冬安酸轉胺	肝炎、心肌梗塞、肌肉發炎或溶血時，GOT值都可能上升。
ALT（GPT）	丙胺酸轉胺	也就是肝功能指數，代表肝細胞受損的程度。
ALK-P	鹼性磷酸酶（肝膽骨骼）	常見於肝臟或膽道系統的疾病，需配合GOT、GPT等肝臟檢查加以診斷。
ChE	膽鹼酯酶	通常用來檢測殺蟲劑中毒、評估肝臟功能。
Ferritin	鐵蛋白	診斷缺鐵性貧血的指標。
Red blood cells,（RBCs）	紅血球數	紅血球數目過高，可能患有紅血球增生症或地中海貧血。
HGB（血紅素）	血色素量	男性血紅素低於13g/dL，女性血紅素低於12g/dL，就是臨床上所稱的貧血。
Hematocrit（HCT）	紅血球壓積量	測試紅血球在血液中所占的體積比率，有助更準確檢驗貧血程度。如數值高，表示可能患有脫水症或多血症；數值低的話，則可能患有貧血。

3 何謂細胞分子矯正療法？

細胞分子矯正療法設有「國際細胞分子矯正醫學協會」（International Society for Orthomolecular Medicine，簡稱ＩＳＯＭ），一年舉辦一次的總會，在二〇一七年邁入第四十六個年頭。細胞分子矯正在日本尚未普及，但在世界上卻有著相當悠久的歷史。

細胞分子矯正的基本觀念，簡單來說，就是「使身體內的營養分子達到最佳濃度」。例如，假設某種激素不足，就適量補充可以自行製造該激素的原料（營養素），而不是從體外補充該激素，就是這樣的觀念。

這種療法的創建者之一——亞伯罕．賀弗博士，在其著作中，將細胞分子矯正定義如下：

「細胞分子矯正療法是，針對體內細胞提供最佳劑量營養素的治療法。而所謂的最佳劑量則是指，把顯著的生物化學特質上之個體差異性，以及時間與壓力所產生的變化納入

考量，用於改善病症的充分劑量。」

一般的營養療法是，藉由飲食或營養補充品，補充隨著年齡增長而減少的營養素，或是對於軟骨磨損所引起的關節疼痛，補充膠原蛋白。

細胞分子矯正療法就像賀弗博士所定義的，是以**攝取「最佳劑量」的營養素作為治療的本質**。由於所謂的最佳劑量，有相當大的個人化差異性（有時高達四十倍以上），所以依患者情況的不同，其分量會與一般的使用量相差懸殊。因此，經常會出現「補充大量的維生素或礦物質，不會導致過剩狀態嗎？」這樣的疑問或批判。

為了說明細胞分子矯正所使用的營養素的最佳劑量，之所以會遭受批判的理由，就從營養素的歷史開始說起吧，首先是維生素。

賀弗博士在他的著作（同前），當中由麥克林博士為紐約科學院（New York Academy of Sciences）所編寫的食物歷史，其記述如下。

①西元前一五〇〇〇～一九〇〇年：經過實證（經驗依據）攝取食物，用來治療某些特定疾病。

②一八〇〇～一九〇〇年：在動物身上，發生維生素缺乏症（Avitaminosis），因此有了維生素的各種論證（按：因為維生素缺乏或者代謝轉化缺損，所引起的慢性或長期性

的疾病）。

③一九〇〇～一九八〇年：發現數種維生素，人們將維生素加以分離，決定其化學構造並確立合成方法。

④一九三〇年～現在／未來：研究維生素在體內的生物化學功能，介紹相關的飲食療法，維生素相關產品在市場上開始興起。

⑤一九五五年初期～：除了用來預防維生素缺乏症之外，也能應用於各疾病的治療。維生素的健康效果獲得醫界認同。

分子矯正的創建者賀弗博士，在一九五五年更指出，菸鹼酸（Niacin）能降低血液中的膽固醇，正好以科學佐證了右列⑤的論述。

菸鹼酸是維生素B群之一（過去被稱為維生素B_3）。人體一旦缺乏菸鹼酸，就會引發「糙皮病」（Pellagra，特殊的皮膚炎，主症狀有腹瀉等消化道症狀、精神症狀等）。因此，通常是藉由菸鹼酸的補充，進行糙皮病這種缺乏症的預防與治療。

可是，賀弗博士卻指出，**就算人的體內並未缺乏菸鹼酸**，只要進一步補充「最佳劑量」的菸鹼酸，就可以降低血液中的膽固醇值。

換言之，補充最佳劑量的某種營養素，不僅可以預防及治療缺乏症，同時也能有效改善截然不同的疾病，這就是分子矯正的基本概念。

之後，降低膽固醇作用更強的藥物陸續被開發出來，例如：史塔汀（Statin）等，而這些藥物目前都是製藥公司的暢銷產品。

至於，菸鹼酸雖仍是公認的高脂血症（Hyperlipidemia）治療藥物，但因為菸鹼酸會引起面部潮紅、心悸等熱潮紅（niacin flush）等反應，所以醫師仍對其望之卻步❸。

4 從「思覺失調症」到感冒，關鍵都是營養素

賀弗博士，以生物化學家的身分取得博士學位。在他還是研究人員的一九四〇年代，由於美國南部地區的人民營養不良，所以菸鹼酸缺乏症，也就是糙皮病的情況相當嚴重。當時，對維生素B的作用深感興趣的賀弗博士，觀察到糙皮病持續發展後所產生的幻覺與妄想症狀，便開始鑽研以幻覺和妄想為主訴症狀的思覺失調症，和菸鹼酸缺乏的關係。

甚至，賀弗博士還報考醫學系，以精神科醫師的身分，從事臨床工作。

當時，思覺失調症並未發現有效的治療法，通常不是以住院的形式封閉在設施內，就是用鑽頭在顱骨鑿孔，破壞腦的局部，或是採用電痙攣療法（Electroconvulsive therapy，簡稱ECT，又稱電療）等。

而後，一九五〇年代開始，精神病藥物陸續被開發出來，至今仍被用來治療思覺失調症。但因為也會引起強烈的副作用，所以大部分的患者還是無法回歸社會正常生活。

此外，賀弗博士還指出，補充最佳劑量的菸鹼酸、維生素C，對思覺失調症的患者具有治療效果，並利用雙盲試驗（Double-Blind Studies）的方法證實其效用（按：進行試驗時，受試者與施測人員雙方皆不知道受試者屬於實驗組或是對照組，直到資料蒐集完成）。可是，這項論點卻遭到精神科權威的學會和醫師們的忽視，賀弗博士甚至因為在非缺乏症的狀態下，使用大量維生素，而遭受譴責。

賀弗博士是精神科醫師，同時也是專門研究維生素的生物化學家，儘管他針對思覺失調症的原因做出假設，並實際證實其效果，但當時的權威仍然以非科學性的誹謗，抹煞賀弗博士的成果。

賀弗博士在他的著作中，如此描述當時的情況。

・一九五〇年，因為對精神醫學有著強烈的好奇心，便以醫師的身分開始實習。

・明明沒有做過詳細的生物化學檢驗，也沒有器官組織的明顯病變，卻被視為生病的患者為數不少，實在令人吃驚。

・可以一次就解決問題的神奇藥物（化學治療劑）並不存在。

賀弗博士的研究遭到所有學會的反對，最後只好黯然離開。而後，一九六七年，他自行創立《思覺失調症雜誌》（*the Journal of Schizophrenia*，亦即現在 *the Journal of Orthomolecular Medicine* 的前身），並發行學會雜誌，持續向全世界傳遞細胞分子矯正療法的資訊。

在我剛開始接觸細胞分子矯正的時候，日本只有兩所大學能夠定期訂閱這本學會雜誌（大阪大學、岩手醫大）。而且就算參加ＩＳＯＭ的學會，也幾乎碰不到日本人。

天才化學家鮑林的理論

在建構以細胞分子矯正為基礎的治療法過程中，鮑林博士是不可欠缺的角色。

一九五四年，鮑林博士以化學鍵研究獲得諾貝爾化學獎，之後在一九六二年因反對核武實驗的運動而獲得讚許，並獲頒諾貝爾和平獎。被譽為二十世紀最具影響力的化學家。

鮑林博士的涉獵極廣，包括量子化學、生物化學、結晶學（按：一門以確定固體中原子排列方式為目的的實驗科學）、分子生物學等多元領域，留下了許多成果。其中，成為細胞分子矯正基礎的生物化學、有機化學、營養學、免疫學等，則是他晚年的研究課題。

一九五〇年後半，鮑林博士懷疑腦內的酵素功能障礙，可能和精神疾病有關，而開始進行研究。對酵素的研究來說，了解並研究形成輔酵素（Coenzyme）的維生素或礦物質是相當重要的事情。因此，他便接觸到賀弗博士所提出的菸鹼酸療法，同時兩人也開始建立交情。

一九六八年，鮑林博士在美國的權威性科學雜誌《科學》發表了標題含有「細胞分子矯正精神病」（Orthomolecular psychiatry）這個名詞的論文[1]。其實Orthomolecular，這個單字由molecule（分子）、ortho-（矯正）所組成，就是由鮑林博士首次於一九六八年在論文中使用，而創造出來的名詞。

之後，細胞分子矯正**不只被應用於精神科**，**同時也被廣泛應用於醫療**、醫學，進而演變成細胞分子矯正療法，最後就被**應用於各種慢性疾病的治療**。

讓我深深著迷二十年、在全球各地有許多醫師紛紛採用，今後可能會成為醫療主流的細胞分子矯正療法，如果沒有賀弗博士、鮑林博士這兩位偉大的天才，根本不可能誕生。

聊個題外話，鮑林博士晚年也和賀弗博士一樣，雖然在許多領域，都有非常出色的研究，卻被權威性的學會等組織漠視，受到毀謗與中傷。

例如，在知名的「維生素C與感冒」的研究中，不管是傳染病（感冒＝病毒傳染）領域，或是維生素C的營養素領域，他都遭到營養學會的責難。各個權威學會都以不符合過去的理論為由而大肆撻伐，甚至以「不允許門外漢介入」這種充滿情緒化的評論，做出人身攻擊。

我在東京開設細胞分子矯正專門診所的隔年（二〇〇四年），第一次去拜訪賀弗博士位於加拿大的診所。之後，在二〇〇八年之前，一共和他見過三次面，直接向賀佛博士請教了不少問題。後來，我們持續透過電子郵件聯繫，直到他辭世為止。

有一次，我寫電子郵件告訴賀弗博士，日本現在也有許多醫師來參加細胞分子矯正的讀書會，結果他回信跟我說：「我相當期待，日本的醫師比美國或加拿大的醫師懷抱著更寬大且包容的心。」

從這一段話便可感受到，賀弗博士和鮑林博士過去飽受權威者迫害的歷史。

---

1 Science.1968 Apr 19;160(3825):265-71.Orthomolecular psychiatry.Varying the concentrations of substances normally present in the human body may control mental disease.Pauling L.

5 營養學觀點，醫生花三十年說服醫生

若回顧營養學的歷史，我們便知道，其實不只是賀弗博士或鮑林博士，人們和權威者對戰的戲碼總是不斷上演。

維生素C缺乏症（Vitamin C Deficiency），也就是壞血病（Scurvy），是全身發生皮下出血、牙齦出血、黏膜出血，產生疲勞感及抑鬱感，最終導致死亡的疾病。尤其進入大航海時代（按：指十五世紀至十七世紀）之後，人們開始搭乘大型船舶，在海上長時間航行，許多船員都因罹患壞血病而喪命。

一七四七年，曾任英國皇家海軍外科醫生的詹姆斯·林德（James Lind）發現，吃檸檬和柳橙可以幫助壞血病的患者恢復健康。於是，他在遠洋航海的船隻裝載大量的檸檬、柳橙等水果，讓船員在航海期間食用，藉此大幅減少了壞血病的發生。

然而，這項解決方法卻只被視為「海軍軍醫報告」，並遭到皇家其他醫師團的漠視。之後，海軍醫療委員會主席吉爾伯特·布蘭（Gilbert Blane）採用了林德的論述，主

張在航海時，裝載柑橘類的水果，結果，英國海軍的壞血病急遽驟降。布蘭的地位和階級都比林德高，儘管他的主張和林德相同，但皇家醫師團卻無法再次視而不見。

一七九九年，布蘭的主張促使政府發放柑橘類水果給所有的航海船隻，也就是說，經過五十年之後，林德的發現和主張才終於成了權威所認同的論述。但這段期間，已有無數的船員死於壞血病。

就如前面所說的，賀弗博士踏進醫學之路的契機是菸鹼酸（當時的維生素B_3）缺乏症，也就是糙皮病。糙皮病以獨特的皮膚炎顯現病症，會伴隨嘔吐或腹瀉等消化道症狀，同時還會產生抑鬱感、幻覺或妄想等精神症狀，演變至重症時，甚至會導致死亡。這種可怕的疾病，即便邁入二十世紀，仍曾經在美國南部蔓延（按：一九一五年南加利福尼亞州就有一千三百起死亡病例；隔年因為旱災無法從事正常農業生產及集體營養不良，造成美國南部有十萬人患有糙皮病），甚至還因政府的束手無策，而造成黑人發起暴動。

為解決糙皮病的蔓延，美國政府便派出在黃熱病及斑疹傷寒（Typhus）等傳染病有卓越研究成果、任職於公共衛生局的約瑟夫．戈德伯格（Joseph Goldberger）醫師。

當時，人們認為糙皮病是一種傳染病，但戈德伯格醫師提出的報告指出，照顧糙皮病患者的醫院工作人員，沒有任何人罹患糙皮病；反之，罹患糙皮病的患者都有一個共通點：肉類及乳製品的攝取較少。

然而，隔年，湯普森博士和麥克法登博士在《紐約時報》（*The New York Times*）發表了一篇論文，以「營養和糙皮病沒有因果關係，糙皮病是遭螯蠅螯咬所引起的傳染病」，否定了戈德伯格醫師的主張。

面對此項論點，戈德伯格醫師採取了令人意想不到的實驗。那個實驗內容是，**從糙皮病患者的鼻黏膜、皮膚採集滴落的液體，由他自己本人和他的家人混燕麥粥吃下**，甚至還把那些分泌物的調整液注入體內。就算做到這種程度，當時的主流醫學界仍然不採納他的主張。最後，他和他的家人沒有引發糙皮病，由此可證，**糙皮病並不是傳染病**。

即便賀弗博士在醫學上建立了新里程碑，仍然必須花上長達四十年的時間，才能夠讓最具權威性的醫學會接受這項醫學新發現，並應用於治療。也因此，在這段期間，原本應該獲得救治的許多患者，接受的都是錯誤的治療方式。所以，醫師真正應該做的工作是，如何縮短這個所謂的四十年，這才是最重要的，我想這值得大家探討。

在賀弗博士和鮑林博士確立細胞分子矯正後，已經過了五十多年。現在，不只在其他國家，就連日本國內也正在急速的推動細胞分子矯正。但是，身在天國的賀弗博士看到這種狀況，他會有什麼樣的反應呢？肯定會相當激動吧！

里爾丹博士有關維生素C的癌症治療研究

二〇〇五年九月，細胞分子矯正的劃時代論文被刊載在《美國國家科學院院刊》（*Proceedings of the National Academy of Sciences of the United States of America*，簡稱*PNAS*），內容的主旨是：「**高濃度維生素C會選擇性的殺死體內的癌細胞，卻不至於影響正常細胞**。」[2]

這篇論文是由美國國立衛生研究院（National Institutes of Health，簡稱ＮＩＨ）、美國國立癌症研究所（National Cancer Institute，簡稱ＮＣＩ）等美國國立研究機構的研究人員所提出的報告。而由美國國家科學院發行的《美國國家科學院院刊》，可說是全球最具權威性的雜誌，也是全世界研究者的心之嚮往；經編委會當中，更有許多諾貝爾受獎者羅列其中。

也就是說，對撰寫論文的研究人員來說，論文被刊載在《美國國家科學院院刊》是至上的光榮，不但論文本身的價值會提高，若要否定其主張，就必須不斷提出相對的事實才

2 Pharmacologic ascorbic acid concentrations selectively kill cancer cells:Action as a pro-drug to deliver hydrogen peroxide to tissues *PNAS*|September 20, 2005|vol. 102|no.38|13604-13609

能反駁。

而這篇論文所引用的參考文獻之中，就有鮑林博士的名字。另外，鮑林的接班人休・里爾丹博士（Hugh D. Riordan）的論文中，也經常看到鮑林博士的名字。

鮑林博士率先提出維生素C對癌細胞的作用，但之後卻遭到梅約診所醫學中心（Mayo Clinic，世界著名私立醫療機構）的澈底否定，而後他花費三十年的時間持續研究。現在，全球普遍採用的**高劑量維生素C的靜脈注射治療的基本療程，便是由里爾丹博士所創**。

里爾丹診所招募了許多年輕的優秀醫師和研究人員，除了研究維生素C對癌症的療效之外，同時也研究維生素C對其他各種疾病的作用。其中的數名研究人員進入NIH或NCI後，仍然持續進行基礎實驗，並決定在《美國國家科學院院刊》發表論文。

然而，就在論文刊載的八個月前，也就是二〇〇五年的一月，里爾丹博士不幸辭世。眼看著從鮑林博士那裡承襲下來，花費三十年鑽研的維生素C療效，就快獲得全球認同了，里爾丹博士卻先走了一步，著實令人感到遺憾。

令人慶幸的是，二〇〇三年十二月，親日的里爾丹博士低調造訪日本。得到消息的數名醫師，終於有幸邀請到里爾丹博士在日本舉辦演講。因為是人數不多的研討會，所以里爾丹博士也一派輕鬆，和大家聊得相當愉快。

演講的內容相當豐富且精彩。在那場演講中，最令我印象深刻的是，他引用了古希臘哲學家愛比克泰德（Epictetus）的這番話，「人們對已經先入為主的事物，不可能會有全新的學習。」

里爾丹博士本身也是如此，儘管有卓越的研究成果，仍然持續遭到權威醫學會的否定。引用哲學家的那段話，就像是在諷刺那些冥頑不靈的權威者，不過，從里爾丹博士的口中說出來，卻變得十分幽默，大家都一邊聽著、一邊笑著。

演講之後，我向里爾丹博士介紹自己，我告訴他，自己二〇〇三年才剛在東京開設了細胞分子矯正的專門診所。那個時候，里爾丹博士用他那又大又柔軟的手握了我的手，同時又用左手拍拍我的肩膀，他說：「真是個愛做傻事的醫師啊！」從里爾丹博士那雙清澈的綠色眼眸，我可以感受到，他是打從心底在為我做的「傻事」加油打氣。

里爾丹博士把醫師、護士、營養師的各種從業人員，以及患者、連同患者家屬在內的所有人稱為「共同學習者」（Co-learner）。因此，他不僅經常在他的診所舉辦研討會，同時也會舉辦冥想或芳香治療等讀書會。我之所以會在自己的診所規畫最多可容納五十名人員的研討室，便是受了里爾丹博士的影響。

細胞分子矯正不同於一般的醫學。雖然使用的是飲食或營養補充品的治療方法，卻又和一般的營養學或營養補充品療法不同，因為，「學習」是這種治療方法最重要的條件。

6 把人類自癒力發揮到極限的新醫學

鮑林博士出生於一九〇一年，日本的三石博士也在同年出生。三石博士是物理學家，畢業於東京大學理學部物理學系。因為專攻的是物理學，所以就像牛頓看到蘋果從樹上掉落而發現重力一樣，他總是時時刻刻探求各種現象的邏輯或反應。

據說三石博士本身患有白內障，因為被眼科醫生宣告即將喪失視力，於是他開始探究白內障的病理，並**以大量的維生素C、高蛋白飲食為主的營養療法，克服了白內障**。

此外，他以物理學家的科學角度，客觀評估從世界各地文獻所獲得的資訊，並且於一九七二年發表了以挑戰人類為題的維生素主義（攝取比標準建議分量高出數倍的維生素與礦物質）。至此，為「三石理論」的高蛋白、高劑量維生素療法奠下基礎。

據說三石博士和鮑林博士交情深厚，他卻完全沒有採用細胞分子矯正這個名詞。而我是先接觸到細胞分子矯正，之後才得知三石理論，當時購買的三石博士的著作，到現在還是百看不膩。因為不是醫師編寫的書，所以內容並不會侷限於傳統的醫療範疇與常識，而是從科學的角度去觀察生命現象，然後進行評估，接著再建構具體的對策，這樣的思維著實令人佩服。

三石理論的重點是，**維持足夠的蛋白質代謝、補充必要的高劑量維生素，然後採取活性氧化物的對策**（Reactive Oxygen Species，簡稱ＲＯＳ，氧氣在體內代謝之後所衍生出活性高、攻擊性強的氧氣化合物）。這些理論和細胞分子矯正不謀而合，就一名物理學家在晚年所鑽研的工作來說，這樣的成果簡直就是奇蹟。

另一方面，率先將細胞分子矯正核心人物鮑林博士的理論，引進日本國內的，正是我的導師金子雅俊。

金子老師過去在醫藥品相關企業任職，而後於一九七〇年代前往美國，收集當時最先進醫療的資訊。

他在業界擁有許多人脈，尤其在癌症治療領域，更認識許多使用抗癌藥物、實施化療的頂尖研究人員。據說透過工作以外的往來，只要一起打高爾夫，就可以聽到世界一流的研究人員的真心話。

我還曾聽老師提起，他們下班後的交心談話，都是些令人吃驚的內容，例如「**未來是營養學的天下！**」、「天底下沒有萬能的抗癌藥物」。從那些頂尖研究人員的對談中，金子老師第一次接觸到細胞分子矯正療法，於是他便去拜訪鮑林研究所，同時接受鮑林博士的親自指導。

這個時期的分子矯正，以充滿熱忱的成員為中心，正值針對多種病理的治療，建構基本療程的初期階段。金子老師便帶著那些基礎療程，回到日本國內加以應用，改善了許多的病例。

尤其在鐵代謝的血清鐵蛋白數值的評估與分析；對末期癌症（Advanced Cancer）的患者實踐分子矯正療法，以延長壽命等方面，更根據臨床試驗的統計分析，提出報告及成果。

日本國內的細胞分子矯正的最大特色是，**根據血液檢查數據，評估詳細營養狀態**的方法。這種血液檢查數據的評估方法，已經在二〇〇三年十一月，由我擔任責任編輯，在內科系的醫學雜誌《治療》（南山堂），以專欄的形式介紹給國內各內科醫師。之後，相關資訊逐漸擴散，最近已廣泛應用於各方面。

然而，在細胞分子矯正的起源地，也就是美國和加拿大，並不了解日本特有的血液數據的評估方法。

二〇一七年，我受邀參加在加拿大多倫多舉行的ＩＳＯＭ時，便做了相關簡述報告，受到國外醫師的一致好評，甚至希望我用英文對外發表。

二〇一八年，因為前杏林大學教授柳澤厚生擔任會長，所以ＩＳＯＭ就在東京舉行。這是ＩＳＯＭ首次在亞洲舉辦，不光是日本，同時也是讓更多亞洲醫師了解細胞分子矯正的機會。

細胞分子矯正療法的現在與未來

一九六〇年代，由賀弗博士和鮑林博士確立細胞分子矯正的基礎理論，在精神疾病領域獲得相當出色的成效。之後，也在癌症治療領域被加以應用，因而獲得許多關注。

之後，鮑林博士的相關書籍出版上市（探討「感冒和維生素C」的主題），美國有許多民眾開始在日常使用營養補充品，同時發展出第一次的營養補充品風潮。對這種狀況產生危機感的美國政府，便使用國家預算，調查營養補充品的健康危害。

結果發現，**平日有攝取營養補充品習慣的民眾比較不容易生病**，也較少使用到醫療費。基於這樣的結果，美國便以國家層級進行營養與健康的相關調查。

在這樣的情境下，一九七七年，邁克爾・萊瑟博士（Michael Lesser）在美國眾院議，針對「營養與心靈健康」的相關性，以精神科醫師的觀點，證實**精神狀態和營養有密不可分的關係**。

萊瑟博士在書上寫道：「不管我們是否察覺，營養都會影響我們的一切。或許有人很難相信，但正確的營養對抑鬱和愉快的情緒、健全和不健全，甚至自我控制和衝動性行動，都有著不同的意義。」（《營養與維生素療法》，BRAIN 出版。）

以鮑林博士馬首是瞻的，並不只有醫師。不論是牙科醫師、營養師、生物化學家等，許多領域的專家，都在研究人體的身體結構，並積極推廣細胞分子矯正。

其中，被稱為「移動式百科全書」的傑佛瑞・布蘭德博士（Dr. Jeffrey S. Bland）確立了「功能醫學」（Functional Medicine）。功能醫學不只包括飲食、營養，同時也包含了遺傳素因和生活型態，甚至也重視消化道功能，算是細胞分子矯正的發展型。近幾年備受矚目的腸內細菌和過敏、腸內細菌和代謝症候群（Metabolic Syndrome）的關係等，便是功能醫學的概念，相信將為慢性疾病的病理和治療帶來極大的影響。

這些概念的基礎，不同於一般醫療中採用化學合成藥劑的方法，包含腸內細菌在內，所有的基礎都源自於細胞分子矯正──「**調整身體原本就具備的分子**」。

未來，這種更善待身體，把人類與生俱來的天然治癒力發揮到最大極限的新醫學，將會在這股趨勢下更加擴展吧！

第二章

細胞分子矯正的新概念：健康取決於你吃了什麼

1 吃對「最佳劑量」，營養素才夠

在分子矯正療法中，為了改善疾病，最基本的方法是把必要營養素補充至「最佳劑量」。但是，**這種最佳劑量單靠飲食多半很難達成，大多以服用補充品居多**。因此，為了提高分子矯正療法的效果，服用補充品是相當重要的方式。

分子矯正的創始期，營養補充品尚未能充分應用於治療上。後來，經相關醫師和專家集思廣益，才製作出品質更優良，同時又能獲得效果、醫療專用的營養補充品。

例如，以水溶性維生素來說，如果在食材萃取過程中，水洗時間增多，就會導營養素在水中溶出。另外，為了把形成顆粒狀的成分和其他成分均勻混合，也會因為水的使用而衍生問題。

因此，為了解決這些問題，就會在萃取或混合攪拌等過程中，使用乙醇（Ethanol，**醇類的一種，為酒的主要成分，俗稱酒精**），而不使用水。順道一提，如果使用乙醇，成本會比水高出許多，同時也有可燃性，因此在處置上也會變得繁雜，所以現在很少會有工廠把乙醇納入製造過程。

此外，在國外嚴格採用工廠標準規格，同時又**能夠完全符合國際標準的製造商同樣寥寥可數**，這就是目前營養補充品的現況。

可是，就算使用乙醇、嚴格採用工廠標準規格，我們仍然無法判斷標記於營養補充品包裝上的含量數值。因此，在美國，醫療用和一般用是有明確區別的，在海外學會獲得高度評價、醫療專用的營養補充品品牌，一般民眾並無法透過網路等通路來購買。

營養補充品沒效，是因為品質差

數年前，我曾經到合作過的一家美國營養補充品製造商的工廠參觀。綠意盎然的森林裡，有好幾棟設施。其中，最令人驚訝的是，這間工廠裡面，同時附設了大型研究所和氣氛良好的診所。該怎麼形容呢？就是給人一種充滿學術氣息的印象。

研究所的牆上，布滿了每年員工所發表的論文，他們不僅擁有優於大學研究所的設備，在素材及配方等細節，也有相當的研究。期間，我曾和附設診所的院長一起用餐，巧的是，他也是鑽研細胞分子矯正療法的醫師。

細胞分子矯正療法的明確效果之所以能夠獲得證實，同時又以有助於眾多患者改善病情的治療法而獲得認同，都必須歸功於從創始期便開始積極投入的醫師和專家們，在營養補充品的製造與開發上所投注的熱情。

現在，民眾透過網路可立刻吸收各種資訊，也能買到各式各樣的營養補充品。可是，當有了正確資訊，同時也根據資訊標示的用量，**補充分量相等的營養素，卻仍無法獲得足夠效果時**，就有可能是所選擇的**營養補充品的品質太低**。

我自己就有以下切身的經驗。某間營養補充品的美國製造商，在創業當時積極投入研究開發，因在醫療用營養補充品上有不錯的評價，而被大型藥廠買下。

之後，這家品牌也開始在市面上販售，但是，在我們採購並實際應用在治療上卻發現，其標示的種類和分量非但不實，效果也不如預期。

因此，我便委託食品分析中心調查該營養補充品，結果收到了標示的主要營養素「未檢出」的報告書。

看到這項結果，我驚訝到一度懷疑自己是不是眼花，但同時也為治療效果不彰找到原因，頓時反而鬆了一口氣。

另外，日本製造商經常會邀請各界醫師、專家，在豪華的大廳舉辦附贈紀念品的演講會。有一次，某家製造商這樣說：「今後我們將推出醫療專用、經得起醫師們考驗，效果又確實的營養補充品！」

聽到這番話，令我不禁想問：「那現在已經上市的營養補充品究竟是怎麼回事？」

2 維生素C、D、E，怎麼吃最有效？

分子矯正所使用的營養補充品，應**盡可能以接近天然食物的型態尤佳**，這是最基本的觀念。

目標營養素在食材裡是什麼樣的形狀？另外，當相同食材含有多種營養素時，又要如何同時攝取？只要掌握上述基本概念，就可以了解單一的營養素、化學性合成物質的營養素，和趨近於天然食物的營養素之間的差異。

例如，維生素C。

以檸檬等柑橘類為首的許多食材都含有維生素C，在自然界中，含維生素C的食材多半同時含有維生素P。

維生素P是大家鮮少聽到的維生素種類，卻與血管滲透性的調節有著深厚的關係。就以壞血病來說，雖是由於缺乏維生素C所引起的疾病，但初期的主要症狀之一，就是出現皮下出血，從這點便可得知，這是因為大自然的食材中，維生素C大多含有維生素P。

另外，關於維生素E，我們也必須先了解其特性。

維生素E，是一種脂溶性維生素，又稱為「α－生育醇」（α-Tocopherol），而存在於大自然的維生素E的同系物（Homologue）中，又以α－生育醇最具活性（按：美國加州大學曾研究，餵老鼠牛奶、乳脂肪，結果發現其繁殖力大幅減弱，而後改餵富含維生素E的小麥胚芽油，卻能正常發育）。

所謂的同系物，是指有著相同型態及作用的化學物質，而存在於大自然的維生素E就有生育醇和生育三烯醇（Tocotrienol）。因分別又有α、β、γ、δ四種，所以天然的維生素E共有八種種類。

數年前，一份攝取維生素E會導致骨質疏鬆症的動物實驗報告，在日本NHK等眾多媒體掀起熱烈討論。這個實驗正說明了，只給動物攝取α－生育醇所引起的變化。

因為在單獨的情況下，α－生育醇具有破壞舊骨骼的作用，所以才會導致這樣的結果，但存在於大自然的其他維生素E同系物，則有刺激製造新骨骼的作用。

也就是說，天然維生素E會和夥伴（同系物）合作，破壞舊骨骼，再製造新骨骼，這種**刺激骨骼新陳代謝才是天然維生素E的原始作用**，但在實驗中動物只攝取單獨萃取出的α－生育醇，所以才會導致骨質疏鬆症。

由此可知，很多與**營養素相關的負面數據**，**都是以片面資訊截取而來**的，所以絕對不能囫圇吞棗。而且細胞分子矯正所用的營養補充品，都會盡量採用存在於大自然的型態，所以**維生素E至少要選擇含有四種生育醇的種類**。

再舉一個例子好了。近幾年來，特別受到關注的營養素之一維生素D，它除了對骨骼健康有益，也可促進鈣質吸收。但因為人體無法貯存足夠分量的維生素D，所以在營養補充品的市場上，維生素D相當受歡迎❹。

一般來說，市售的維生素D是用紫外線照射羊毛，再從中萃取維生素D所製成。因為製作的原料是原本就要丟棄的羊毛，所以原料成本相當低，同時也可大量生產。

可是，我們人類所攝取的維生素D，則是以魚的內臟作為主要供給來源。第二次世界大戰末期，發配給孩子們的魚肝油，就是以鱈魚、鰤魚等魚類的肝油為原料，因而富含維生素A和維生素D。而細胞分子矯正所使用的維生素D，原料當中常寫的精製魚油，代表的則是經嚴格管理、精製的鱈魚肝油。

就像這樣，細胞分子矯正使用的營養補充品，應盡可能選擇趨近於人體的供給來源作為原料，這是非常重要的事情。

3 靠飲食改善、補充品，消除90%身體病痛

細胞分子矯正療法終究是以人為本的醫學，同時也是科學。把細胞分子矯正的觀念帶入日常生活，不但可以讓原本健康的人更健康，也能讓雖然沒有就醫需要，卻仍有身體不適的人更舒適的過日子，或是讓已經在醫療機構接受投藥治療的人，減少藥物的使用，甚至不用再往返醫院。

若以一句話來概括細胞分子矯正的概念，那就是「You are what you eat.」。這句話的中文意思是「人如其食」，或是「健康取決於食物」。人類的身體約有三公斤是與生俱來的，之後就是根據自己吃下肚的食物，反映你的身體健康。

這句話適用於每一個人，是無庸置疑的真理。而且，就像這句話所表達的：「未來的自己，可以靠食物（營養）改變」，這正是細胞分子矯正最基礎的概念。

這裡我要介紹一個門診病例。我想，這個病例的治療過程，肯定能讓大家感受到細胞分子矯正的可行性。

Y小弟是名十歲的男孩。他從小學二年級的下學期開始，經常和朋友發生爭執，在上課時也常有坐立不安的過動症狀。

小學三年級的暑假之後，他就幾乎沒辦法去上學了。而且因為待在家裡的時間增多，沒了營養午餐之後，就是成天窩在家裡，吃自己愛吃的東西，體重因而急遽增加。

就算想去學校也不能去、沒辦法和朋友好好相處、考試成績也直直落，Y小弟有時還會說些喪氣話，「我真是沒用」、「反正我什麼都做不好」，甚至就連「好想死」也曾脫口而出。學校輔導室一度懷疑Y小弟可能罹患注意力不足過動症（Attention Deficit Hyperactivity Disorder，簡稱ADHD），建議Y小弟接受小兒精神科診療，可是，家長對於投藥治療有所抗拒，於是在得知細胞分子矯正療法後，便把Y小弟帶到我的診所來。

經血液檢驗後發現，儘管Y小弟有嚴重的肥胖傾向，卻有許多營養不足的現象。即便對方是個孩子，我還是盡可能的解說血液檢驗的結果，讓Y小弟本人理解。甚至還對Y小弟說明了稍微艱澀的內容。

就血液檢驗數字來看，呈現出膽固醇值偏低，容易引發腦部問題的狀態。雖然還不到貧血的數值，但缺鐵現象也相當嚴重，而這其實就是易疲勞、指甲容易斷裂的原因所在。此外，因為維生素B群不足，所以對聲音和亮光敏感，使睡眠不安穩。此時，若攝取甜食或是使血糖值急速攀升的醣類，促使體內分泌大量胰島素，讓血糖濃度快速下降，這段期間人就容易變得焦慮，進而與他人引起爭吵，我連這些都跟Y小弟逐一說明。

改變飲食習慣，「治癒」過動

一般來說，發展性障礙孩童通常都對小麥和乳製品過敏，於是我建議他採行不吃小麥及乳製品的「無麩質無酪蛋白飲食法」（Gluten free casein free diet，簡稱GFCF），以及多吃紅肉、新鮮的青背魚（按：例如鯖魚、沙丁魚、鮪魚、竹筴魚、鮭魚、秋刀魚）。營養補充品方面，則請他攝取維生素B群、B_3（菸鹼酸）、血基質鐵和特殊的DHA ω-3油脂。

經過三個月之後，他的母親來診所報告Y小弟的情況。

她開口的第一句話就是，「Y跟我說『要去學校』，現在已經開始上學了！」據說聽到Y小弟說那句話的時候，她還一度懷疑自己是不是聽錯了，後來才回過神，馬上跟校方聯絡。因學校擔心Y小弟會不適應學校生活，便建議下午時段先在保健室上課。雖然剛開始Y小弟仍需母親陪同上課，不過，最近他已經可以自己去上學了。

她問兒子：「為什麼會願意去學校？」兒子回答：「因為我希望長大後，可以出社會工作，也希望將來成為有用的人。」看到孩子這樣的轉變，她既驚訝又感動，眼淚奪眶而出。

甚至，Y小弟也不再像以前暴飲暴食，現在看到自己喜歡吃的零食，就算會稍微駐足在商品貨架前，卻從來也沒有因為想買，而把零食放進購物車裡。

聽到Y小弟母親的轉述，我也瞬間紅了眼眶。因為那個面無表情聆聽檢驗結果的Y小弟，在過程中總是努力的忍耐、沒有任何抱怨，甚至勇敢選擇重返校園。

細胞分子矯正原本就是從精神醫學的領域發展而來的。這個病例讓我體驗到，細胞分子矯正不僅能讓身體變得健康，就連想法也會變得正面積極。非常明確的，Y小弟藉著正確的飲食和營養補充品，改變了未來自己。

4 均衡飲食卻早死？問題在：優脂不足

接下來，讓我們從食物和疾病關係的大型調查來探究細胞分子矯正吧！

第一個調查是，一九七〇年代，由丹麥的戴柏格博士（Dyerberg）等人，針對格陵蘭的因紐特人（愛斯基摩人），和居住在相同緯度生活的丹麥人之間的疾病差異，所進行的比較研究[3]。

當時，因紐特人沒辦法保存食材，所以幾乎不吃蔬菜，而是以海豹、北極熊的肉作為主食。儘管飲食生活並不平衡，但他們的心肌梗塞死亡率卻相當低，癌症和過敏性疾病也相當少見❺。

另一方面，雖然丹麥人位於相同緯度，自然環境也類似，但丹麥人有暖氣，同時也

3　Dyerberg J, et al.The Lancet 1978;2:117-9

能保存食材，因此，他們攝取的蔬菜比因紐特人多；蛋白質的攝取來源則更豐富，包括牛、豬、羊等多種肉類。

就總卡路里來看，這兩者並沒有太大的差異，來自脂質的卡路里也是相同程度。

然而，丹麥人的心肌梗塞死亡率卻比較高，中風、癌症、過敏疾病的罹患率也高於因紐特人，請參考下方圖2-1。

儘管雙方皆攝取相同程度的脂質，疾病的罹患率卻有很大的差異，這是因為**脂質所含的脂肪酸比例**有所差距。

相較於丹麥人，因紐特人血液裡面的脂肪酸，含有豐富的EPA（Eicosapentaenoic Acid；二十碳五烯酸）。儘管因紐特人因為海洋全年冰凍，

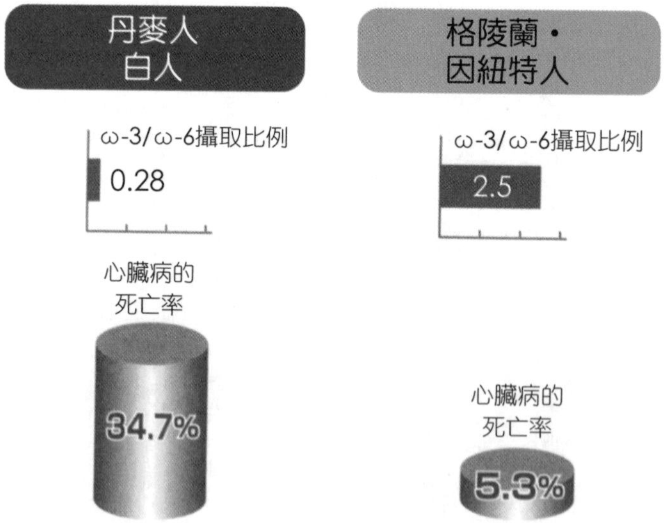

圖2-1　白人（丹麥人）和因紐特人的脂肪酸攝取和心血管疾病風險之比較

沒辦法捕魚，而以海豹和北極熊的肉作為主食，但他們的血液中仍然含有許多魚油富含的EPA。原因很簡單，因為海豹和北極熊的餌食幾乎都是魚。

再介紹另一項有趣的研究。那就是一九七〇年代，芬蘭的最大首都赫爾辛基（Helsinki），以上班族為調查對象，觀察經飲食指導後所造成的心血管疾病的死亡率變化[4]。

結果發現，位於北歐的芬蘭，心肌梗塞等心血管障礙的發生率普遍偏高。研究人員認為，血液中的膽固醇是導致動脈硬化的原因，因此他們指導調查對

4 Strandberg TE et al,JAMA.266:1225-1229,1991

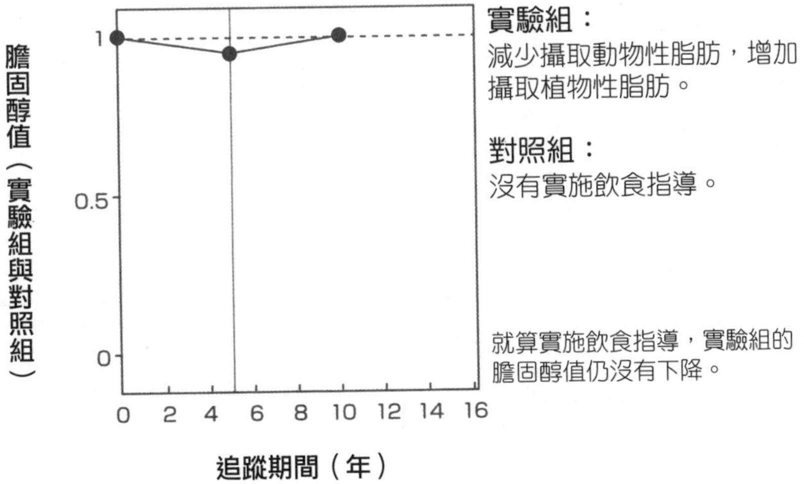
膽固醇值（實驗組與對照組）
1
0.5
0
0 2 4 6 8 10 12 14 16
追蹤期間（年）
實驗組：
減少攝取動物性脂肪，增加攝取植物性脂肪。
對照組：
沒有實施飲食指導。
就算實施飲食指導，實驗組的膽固醇值仍沒有下降。

圖2-2　預防心血管疾病長期實驗之膽固醇值的演變
※數字是對照組數值相對於實驗組數值的比值。

象減少動物性脂肪和膽固醇的攝取，同時增加植物性油的攝取。

為提高研究的精準度，這項研究把調查對象分成實施飲食指導的實驗組，和沒有實施飲食指導的對照組，並進行為期十年以上的長期觀察。

結果，儘管實驗組以降低膽固醇值為目的，**克制雞蛋、膽固醇和動物性脂肪的攝取**，但在實驗組和對照組之間，**膽固醇值並沒有太大變化**（見第七十五頁圖2-2）。

經過十年的追蹤期間後，心血管疾病的死亡機率產生了顯著差異，實施飲食指導的實驗組，心血管疾病死亡率有增加的趨勢（圖2-3）。再進一步持續觀察，兩組的差異變得更大，研究因而宣

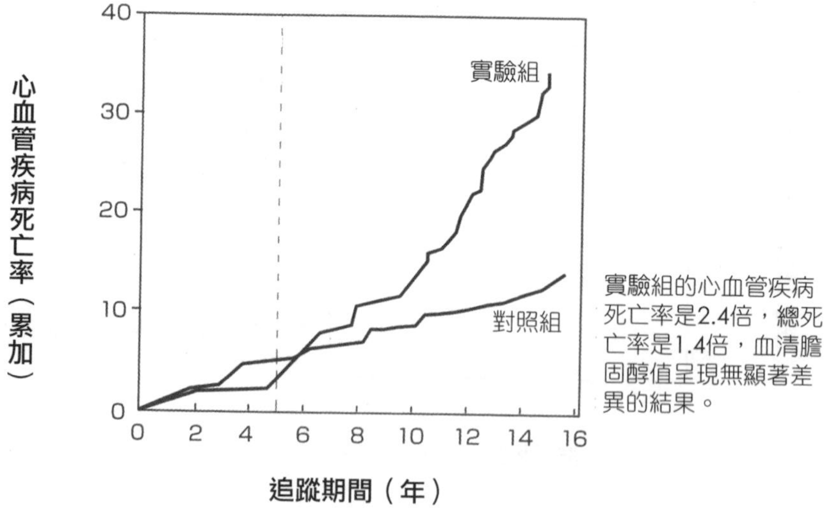

實驗組的心血管疾病死亡率是2.4倍，總死亡率是1.4倍，血清膽固醇值呈現無顯著差異的結果。

圖2-3　預防心血管疾病長期實驗之心血管疾病死亡率的演變

告終止。

關鍵是血中脂肪酸的比例，吃對油就健康

一九七〇年代的因紐特人，以富含EPA的海豹和北極熊的肉為主食，因此血液中的EPA含量遠高於丹麥人，不光是心血管障礙，癌症和過敏問題也比較少。

另一方面，接受飲食指導的赫爾辛基上班族（實驗組），卻因**增加植物性油的攝取量，而導致死亡率上升**。

一般來說，增加**植物性油**的攝取，就是增加**大豆油**或**玉米油**等所謂的沙拉油，以ω-6為主要成分的脂質的攝取量。也就是說，實驗組的血液裡面增加了ω-6，結果導致心血管疾病的死亡率於十年後遽增。

EPA是人體的必需脂肪酸之一，屬於ω-3脂肪酸，而**ω-6**同樣也是必需脂肪酸，屬於ω-6系列。也就是說，因紐特人血液中的ω-3／ω-6攝取比例（ω-3值除以ω-6值的比值）較高，而丹麥人則比較低（按：據研究，過量的ω-6脂肪酸攝取，將導致慢性發炎疾病惡化❻）。

甚至，在赫爾辛基的上班族當中，接受飲食指導的實驗組也是ω-3／ω-6比例偏低。

根據醫學研究，ω-3脂肪酸已被證實具有降低心血管疾病的功效，因此，大多不再建議攝取ω-6脂肪酸；而且，現在富含ω-3脂肪酸的紫蘇油或亞麻仁油，在市面上也普及許多。

總而言之，只要平日盡可能的減少ω-6，同時增加亞麻仁油和紫蘇油等油脂的使用，不只可有效改善血液中的脂肪酸比例（ω-3／ω-6），更能達到減少心血管疾病，以及預防中風、過敏或癌症等疾病❼。

優脂攝取比例高，死亡率卻低於攝取高醣類者

二〇一七年八月，權威性科學雜誌《刺胳針》（*The Lancet*）的電子版，發表了一篇充滿衝擊性內容的論文[5]，主題是「何謂健康飲食？」。

這份研究澈底推翻了一般的觀念：**脂質攝取比例偏高的人（脂肪熱量比三五％），死亡風險低於攝取比例偏低的人；而醣類攝取比例偏高（熱量比約六〇％以上）的人，儘管罹患心血管疾病的風險不高，死亡率卻偏高。**

也就是說，日本厚生勞動省在二〇一五年提出的飲食攝取標準：碳水化合物（糖與澱粉）就占了五〇～六五％、蛋白質是成人五〇～六〇公克、脂質二〇～三〇％，這種根本嚴重錯誤的比例反而會導致死亡率的提升。

甚至，報告內容還提出「過去被視為健康的**蔬菜、水果和豆類的攝取量，就算低於建議量仍十分足夠**」。

這項研究是以全球共計十八個國家，低、中、高收入共計十三萬五千名民眾作為調查對象，追蹤調查平均長達七年半；以流行病學調查（PURE，二〇一七年的一項前瞻性城鄉流行病學研究，旨在闡述營養素攝入量與死亡率之間的關係）的數據進行分析，再加上刊載在《刺胳針》這本頗具權威性的雜誌上，影響力可說是不容小覷。

除此之外，在脂質方面，這份研究不僅探討了總攝取卡路里或攝取卡路里百分比，同時還把性質不同的脂肪酸加以區分。

結果證實，**卡路里或飽合脂肪酸的攝取增加**，與主要的**心血管疾病之間並沒有直接關聯**；卻**與總死亡率的「降低」有關**。

若在進一步探討主要類型的脂肪（飽和脂肪、多元不飽和脂肪酸、單元不飽和脂肪酸），研究還發現**飽和脂肪也和中風風險的「降低」有關**。

---

5 Fruit, vegetable, and legume intake, and cardiovascular disease and deaths in 18 countries (PURE): a prospective cohort study Published: 29 August 2017 The Lancet 電子版

這篇論文的主筆人德甘（Mahshid Dehghan）指出，「減少脂肪的攝取，自然就會增加碳水化合物的攝取量。我們發現或許這就能說明，脂肪攝取量較少，但碳水化合物攝取量較多的南亞某族群，之所以死亡率較高的原因」。同時也進一步陳述：「美國幾十年來的飲食方針，都把重點放在脂肪熱量比三〇％以下、飽和脂肪一〇％以下。這應該是基於**減少飽和脂肪，以降低心血管疾病風險的觀念，卻未曾考量民眾如何替換飲食生活上所減少的飽和脂肪。**」指出各國必須重新檢視以往的飲食方針。

5 限制醣類（低胰島素飲食），治療效果加倍

如果把細胞分子矯正應用在許多患者身上，傳統的飲食往往無法獲得改善。因為醣類六〇％的飲食，無法滿足必要蛋白質或必需脂肪酸的量，因而無法讓患者靠身體的自癒力抑制發炎或過敏。（按：日本飲食均衡標準為，醣類六〇％、蛋白質二〇％、脂質一〇％；根據臺灣衛生福利部國民健康署二〇一八年「每日飲食指南」建議，三大營養素比例如下：蛋白質一〇至二〇％、脂質二〇至三〇％、醣類五〇至六〇％；並涵蓋六大類食物：全穀雜糧類、豆魚肉類乳品類、蔬菜類、水果類、油脂與堅果種子類。）

甚至，飯後的血糖值尖峰，導致胰島素大量分泌，因此讓和血糖值接著急遽下降所導致的自律神經紊亂，不僅與糖尿病等生活習慣病（按：即文明病，包括高血壓、心臟病等慢性病，甚至是癌症）有關，同時也和恐慌或憂鬱等精神症狀息息相關。

近年來，日本厚生勞動省為提升國民的健康意識，也積極提倡合宜的飲食攝取量。

就以起始於糖尿病治療的限制醣類飲食來說（按：不吃白飯、麵包、麵類、甜食等食

物，每日醣類攝取量為一百公克以下），已讓更多民眾認識酮體（Ketone bodies，醣類夠低時，燃燒脂肪後的代謝產物）的相關作用。

尤其在日本國內，婦產科醫師宗田哲男在其著作《酮體拯救人類——為什麼限制醣類會變得健康？》（光文社新書）指出，早在胎兒或嬰幼兒時期，人們就利用酮體作為能量主要來源❽。

甚至，宗田哲男醫師還在二〇一六年三月，在《糖化壓力研究》（*Glycative Stress Research*）這本雜誌上，發表了論文〈正常分娩中的母體、胎盤、臍帶血、新生兒的酮體濃度上升〉[6]（Ketone body elevation in placenta, umbilical cord, newborn and mother in normal delivery.）。

內容指出，胎盤組織內的酮體濃度，是一般成人血中濃度的二十至三十倍，臍帶血約三倍，但胎盤組織內和臍帶血的血糖值則沒有差異。這代表**胎兒在子宮內是利用酮體作為腦部及所有成長與活動的能量來源**，幾乎沒有利用到葡萄糖❾。

宗田醫師在自己的診所，針對罹患妊娠糖尿病，而藉由胰島素注射管理血糖值的孕

---

6 Glycative Stress Research 2016; 3 (3):133-140

婦，或是妊娠糖尿病的程度太過嚴重，而被建議墮胎的患者，實踐以限制醣類飲食為重心的飲食療法，在沒有注射胰島素的情況下，維持孕婦及胎兒的體重，並使其能夠安全的自然分娩。

對於自己在診所內建立的二十四小時對應體制，以及更有效的限制醣類飲食，宗田醫師除了在日本產科婦人科學會、日本糖尿病學會授課之外，也針對一般民眾舉辦了演講或研討會，同時還出版書籍，其熱情與活力著實令人折服。宗田醫師之所以能夠如此活躍，正因為他自己也是實踐者之一，方能將酮體維持在較高的濃度[10]。

而他在論文中所陳述的內容，可說是全球首次發現。尤其是英文版本的發表，更有了讓全世界更多醫師了解的機會，功績十分卓越。

在細胞分子矯正的領域中，**限制醣類飲食所促成的血糖值穩定，是改善自律神經症狀的最佳對策**，甚至，轉移至以**酮體為主的能量代謝，也被應用在癌症、憂鬱或思覺失調症、焦慮症等許多精神疾病**，或是尋常性痤瘡、異位性皮膚炎等皮膚疾病的治療，可說是相當重要的飲食方法。

然而，要注意的是，血液中酮體濃度上升，最近開始被視為危險狀態；有了這些重要的發現和臨床的驚人結果後，醫師們也開始了解，酮體濃度上升的「酮症」（Ketosis），以及血液傾向酸性且需要治療的「糖尿病酮酸中毒」（Diabetic ketoacidosis）是截然不同的狀態（按：前者為人體在缺乏血糖時製造酮體作為替代燃料；後者為急性併發症，可能導致昏迷甚至死亡，主要原因來自胰島素不足[11]）。

再次重申，細胞分子矯正著重於食材所含的胺基酸結構、脂肪酸結構、維生素、礦物質的構成分子量與平衡。因此，**把蛋白質分成動物性蛋白質、植物性蛋白質討論並沒有意義**；若身為專業醫師，卻將「豬或牛等動物的脂肪對身體有害」的這種概念傳達給民眾，反而令人對其專業感到質疑[12]。

第三章

細胞分子矯正驚人的治療案例

本章節將針對各種不適或疾病，介紹本院的病例，以及藉由細胞分子矯正療法獲得改善的情況。希望能讓各位理解，細胞分子矯正的治療方式及過程。

病例1 三十九歲的S小姐：憂鬱症、焦慮不安

S小姐在精神方面的狀態原本就十分敏感，容易**因小事而感到焦慮**。二十三歲之後，她的焦慮感變得更加強烈，甚至嚴重到影響日常生活，但因為她對看精神科有所抗拒，於是便靠著自學心理療法——「森田療法」，暫時克服了精神症狀（按：又稱為「臥床療法」、「家庭療法」，主要應用於治療神經質症，像是強迫症、焦慮症）。

然而，在三十五歲那年生產之後，她的疲勞感越來越嚴重，除了早上爬不起來、想吃偏鹹的食物，月經前的食慾和情緒起伏也比較明顯。

過去的那種焦慮感再次復發，而且變得更強烈，也開始**伴隨腹瀉、頻尿**的症狀。因此，照顧孩子、家事等日常生活，讓她感到十分辛苦。甚至，變得容易感冒，同時也時常引起念珠菌陰道炎（Vaginal candidiasis，因免疫功能下降，容易誘發的黴菌感染[13]）。

如果這個時候，S小姐前往心療內科（按：治療對刺激有關的身心症或生活習慣病，如肥胖、糖尿病等）或精神科就診的話，肯定會被診斷為憂鬱症或是焦慮症等精神疾病吧！在精神科領域中，都是根據患者陳述的各種症狀，建立診斷標準，進行病名的命名。

最近，憂鬱症狀不怎麼強烈，強烈主訴身體症狀的狀態，則會被冠上「身體型疾患」（somatoform disorders，身心症）或「隱性憂鬱症」（Masked depression）等疾病名稱。然而，不管採用什麼樣的病名，仍然都是直接針對症狀開立藥物，例如：憂鬱就吃抗憂鬱藥物、失眠就吃安眠藥；有焦慮症狀，就以抗憂鬱等投藥方式來治療。

雖然S小姐曾利用森田療法來改善精神症狀。但她認為，現在的症狀應和產後有關，便透過網路等方式收集資訊。

結果，她發現自己可能有腎上腺疲勞，於是便前來本診所就診。

所謂的腎上腺疲勞是指，由於長期慢性的壓力等原因，造成腎上腺的功能低落，使激素的分泌變差，導致壓力無法消除，進而產生慢性疲勞或憂鬱等症狀。

對身體來說，腎上腺是分泌重要激素的器官。

腎上腺的腎上腺皮質（Adrenal cortex）會分泌對抗壓力或發炎等問題，與調整血糖值有關的醣類皮質激素（Glucocorticoids）、體內水和電解質平衡的礦物皮質素（Mineralocorticoid），甚至還有一部分的荷爾蒙。

另外，腎上腺髓質（Adrenal medulla）會分泌腎上腺素（Adrenaline）和去甲腎上腺素（Noradrenaline）等兒茶酚胺（Catecholamine）激素，具有控制血壓等許多自律神經反應的作用。

因為這些重要的激素分泌變差，而出現複雜的病理，就是所謂的腎上腺疲勞（詳細請參見第六章，第二三九頁）。

腎上腺分泌的激素，多半和血糖的維持有關，在低血糖症的治療中，腎上腺的掌握和對策相當重要，因此，我的診所非常重視這一點。S小姐得知之後，便來到本所就診。

初診時的檢驗數據發現，從唾液中所分泌出的腎上腺激素偏低。正常來說，在最需要激素的早晨，應該會分泌出較多的激素，但實際的數值卻沒有差異。正如S小姐所想，這就是腎上腺疲勞所導致的結果。

同時，血液檢驗也發現，維生素B群、鋅、鐵、蛋白質不足，肌肉量有所減少⓮。

蛋白質不足，加上腎上腺疲勞，就會抑制肌肉量的形成，因此，血糖值的變動就會更大，對醣類的需求也會變得更強烈。此外，用來改善腎上腺功能的重要膽固醇數值也偏低。也就是說，在初診當時的營養狀態下，S小姐的腎上腺功能已衰退，很難靠身體的自癒力來恢復。同時，**從她爬樓梯或打開寶特瓶等日常生活的小事，也可以觀察到其肌肉疲勞或肌力衰退的情況**。

因此，在飲食方面，S小姐必須增加蛋白質的攝取，同時，減少血糖的波動，使腎上腺的負擔降低，優脂低碳飲食也相當重要。

醣類要控制，但卡路里一定要夠

最值得注意的是，卡路里的供給必須足夠。若要避免實踐限制醣類飲食所引起的問題，攝取足夠的卡路里是改善症狀的必要條件。

雖然增加脂質可以確保卡路里，但是當脂質的吸收會造成腸道負擔時，在治療初期，有時也會把醣類當成卡路里來源。這些細節都是強化細胞分子矯正治療效果的重點。

若想從腎上腺疲勞中恢復，除了盡可能減少壓力之外，最重要的是要補充以泛酸（Pantothenic acid；過去被稱為維生素B5）為主的**大量維生素B群**、**維生素C**，以及**鎂**等微量礦物質。另外，為了改善疲勞感，也可適當補充**鐵質**，並根據血液檢驗數據，積極的服用營養補充品。

初診經過兩年後，S小姐的焦慮、失眠等精神症狀幾乎已經消失，疲勞感也有所改善，同時，月經所伴隨的不定陳訴（Unidentified complaints，不固定的身體症狀，缺乏相應的器質性病變的疾病）也察覺不到了。因為日常生活不再感到吃力，所以現在已經重新展開原本就非常喜歡的慢跑，甚至還希望在不久的將來能參加馬拉松大賽。

「標準數值」無法告訴你的身體變化

表3-1是S小姐這兩年來的血液檢驗數據的變化。

三次的血液檢驗結果，全都落在標準範圍內。也就是說，二〇一五年的評估結果是「正常」，二〇一六年、二〇一七年同樣也是「正常」。

然而，隨著時間經過，評估檢驗數據後發現，各檢驗項目有些細微的變化。如果單靠「是否在標準範圍內」來判斷，就會被忽略掉。

細胞分子矯正在評估血液檢查數據時，特別重視這種標準範圍內的細微數值變化所蘊藏的意義。因為，光是看表

表3-1　S小姐兩年期間的血液檢驗數據的變化

	2015/9	2016/2	2017/9	參考值（單位）
AST（GOT）	19	22	21	13～30（U/L）
ALT（GPT）	13	22	18	7～23（U/L）
CK（肌酸激酶）	75	82	101	41～153（U/L）
總膽固醇	155	159	176	120～219（mg/dL）
RBC（紅血球數）	439	417	405	438～577（萬/μL）
HGB（血紅素）	13.5	13.3	13.1	13.6～18.3（g/dL）
MCV（平均紅血球容積）	92	93	96	83～101（fL）
MCH（平均紅血球血紅素量）	30.8	31.9	32.3	28.2～34.7（pg）

格裡面的八項檢驗結果的演變，就可以判讀出許多與營養、代謝相關的身體問題。

以S小姐的狀況來說，她必須採取減輕腎上腺負擔，同時讓血糖值穩定的飲食。也就是，限制醣類、增加不會對消化吸收造成負擔的蛋白質攝取。

接著，我們來探討各項檢驗的數字。AST（GOT）和ALT（GPT）通常是用來評估肝功能的檢驗項目，這裡的數值落在標準範圍內，所以我們可以判定肝功能正常。然而，細胞分子矯正卻可從這兩項數值推測出維生素B群的過剩或不足。

一般來說，攝取的蛋白質大部分會被小腸吸收，並運送至肝臟儲存。此時，會產生轉胺作用（Transamination）的反應，將蛋白質分解成胺基酸。而AST和ALT正是促進肝臟產生轉胺作用的酵素，因此，這些酵素的活性一旦下降，蛋白質的吸收就會受到抑制，使蛋白質無法有效被利用。

不過，在S小姐補充維生素B群後，AST和ALT的數值已改善許多。如此一來，就能提高蛋白質的吸收率，同時使CK值增加。CK是肌酸激酶（Creatine Kinase）的酵素，反映全身的肌肉量（按：血中CK濃度下降，代表肌肉量較低，或經常久坐）。

也就是說，**透過飲食習慣的改變和維生素B群的補充，就能使蛋白質被有效利用，就算沒有積極的鍛鍊肌肉，肌肉量仍會逐漸增加**⑮。

對血糖值的穩定度來說，增加肌肉量是非常重要的，同時也可預防餐後的低血糖。為什麼？因為餐後發生血糖上升時，葡萄糖會被肌肉吸收，就不會引起高血糖；反之，血糖不足，肌肉裡面的肝糖（Glycogen）會溶解，被使用於肌肉活動，所以血液中的糖就不會被使用，也就不容易引起低血糖。另外，肌肉釋出的胺基酸會被運送至肝臟，轉變成糖，亦能避免低血糖。

換句話說，**肌肉量增加，可以預防血糖值上升或下降，使血糖值更加穩定**[16]。

膽固醇是關鍵——比起高，低更是問題

據說血液中的膽固醇，有四分之一從食物中攝取。剩下的四分之三，主要是在肝臟合成的膽固醇。也就是說，就算因為膽固醇值偏高，而減少雞蛋等膽固醇含量較多的食材，膽固醇仍不會下降。

以S小姐的情況來說，從女性這個性別和年齡來看，膽固醇值確實是偏低。

膽固醇的合成必要物質是乙醯輔酶A（acetyl-CoA），它同時也是製造腦部和身體活動能量來源ATP的原料，若沒有了ATP，人類將無法生存。也就是說，**ATP的供給足夠之後，乙醯輔酶A才會被當成膽固醇合成用的能量產物**。

另外，血液中的膽固醇，因無法溶解於血液中，必須與脂蛋白（Lipoprotein）結合，

才能運送至身體各部位。因此，若要讓血液中的膽固醇上升至適當值，能量原料ＡＴＰ有足夠的供給，脂蛋白的合成也必須順暢才行。

就細胞分子矯正來說，**膽固醇是綜合性營養代謝的評估重點**。因為膽固醇是女性荷爾蒙等性激素、抵抗壓力或過敏所需要的皮質醇（Cortisol）等激素的原料，甚至也是與製造堅硬骨骼、根治過敏相關的重要營養素，也就是維生素Ｄ的原料。總而言之，比起高膽固醇，低膽固醇所造成的問題更不容忽視。

貧血要看：紅血球大小、血紅素

接著是紅血球數和血紅素。這些檢驗項目是判斷貧血的指標。Ｓ小姐初診時的數據落在一般的標準範圍內，所以並不會被診斷為貧血，也不需要開立處方鐵劑。

可是，在這段期間，我一直指導Ｓ小姐持續攝取血基質鐵。儘管如此，在Ｓ小姐的數據中，紅血球數和血紅素仍有偏低的傾向。

這是細胞分子矯正療法中，相當常見的檢驗數據變化。儘管作為貧血指標的紅血球數（ＲＢＣ）和血紅素（ＨＧＢ）偏低，患者的身體狀態仍有逐漸好轉的現象，爬樓梯變得輕鬆、頭痛獲得改善、生理期不適也有所改善。

因此，若我們試著觀察其他的檢驗項目，就會發現MCV和MCH有上升的現象。MCV**是紅血球的大小，是鐵質缺乏就會下降的項目**；MCH則是用來檢驗紅血球中的血紅素量，若有缺鐵現象，紅血球內的血紅素就會下降，呈現偏低數值。

這兩個項目在治療期間一直呈現上升傾向，就足以證明補充血基質鐵所帶來的效果，代表MCV和MCH的功能強化，改善了每一顆紅血球的品質。

也就是說，**血基質鐵的補充使紅血球的品質變好**，因此，就算紅血球的數量減少，仍可維持正常的狀態。

由此便可理解，S小姐的檢驗數據之所以能獲得改善，是因為增加了蛋白質的攝取，同時又補充了鐵和維生素B。

這個時候，或許你會有這樣的疑問：為什麼沒有使用精神科或心療內科的藥物，卻能藉由蛋白質的增加，以及維生素B和鐵等營養素的補充，改善S小姐所感受到的焦慮或失眠等精神症狀？

維生素B，使腦部穩定

實踐細胞分子矯正之後，我發現維生素B的最佳劑量，會因飲食內容或壓力而有懸殊的個人差異。

但整體來說，**飲酒會造成維生素B_1缺乏**，引起名為魏尼克腦病變（Wernicke's encephalopathy，臨床上會有神智不清、眼振等症狀）的腦部病變；維生素B_1缺乏症，也就是所謂的腳氣病，也會引起憂鬱症等精神症狀。

另外，前面也曾提過，菸鹼酸過去被稱為維生素B_3，而該營養素的缺乏症，就是糙皮病，則會引起思覺失調，出現幻覺或妄想等症狀。

換言之，**維生素B群與腦部的功能有著密不可分的關係**。

腦部的功能與心靈、情感的控制息息相關。一般來說，腦內神經傳導物質（neurotransmitters）的平衡會控制我們的部分情感，而在這個機制下所製作出的抗憂鬱藥物有SSRI（Selective Serotonin Reuptake Inhibitors；選擇性血清素回收抑制劑）和SNRI（Serotonin-norepinephrine Reuptake Inhibitors；血清素與正腎上腺素再回收抑制劑）。

從整體的平衡來看，興奮端的神經傳導物質比較多，而抑制端的神經傳導物質只有GABA（Gamma-aminobutyric acid，γ－胺基丁酸，天然存在的非蛋白質氨基酸，是哺乳動物中樞神經系統中重要的抑制性神經傳達物質）。一旦缺乏就會產生抑鬱症狀的血清素（Serotonin），則具有維持興奮與抑制兩者平衡的作用（請參見下頁圖3-1）。

這些神經傳導物質不只在腦內，同時也作用於腸道或全身，而腦內的神經傳導物質，基本上是以蛋白質作為原料，將蛋白質分解成胺基酸，通過血腦屏障（blood-brain barrier，大腦組織的守門員，是血漿與腦細胞之間的屏障），在神經細胞內被生合成。

各種神經傳導物質的合成與特有的酵素有關，而這些酵素幾乎都需要維生素B作為輔酵素。尤其是GABA、去甲腎上腺素、血清素各類神經傳導物質的路線，全都仰賴菸鹼酸和維生素B_6（請見九十九頁，圖3-2）。

細胞分子矯正不使用SSRI的原因

在藥劑的治療上，我們通常會利用化學合成的藥劑，強制性的增加缺乏的神經傳導物質，藉此來改善症狀。

例如，因為副作用比傳統抗憂鬱藥物來得

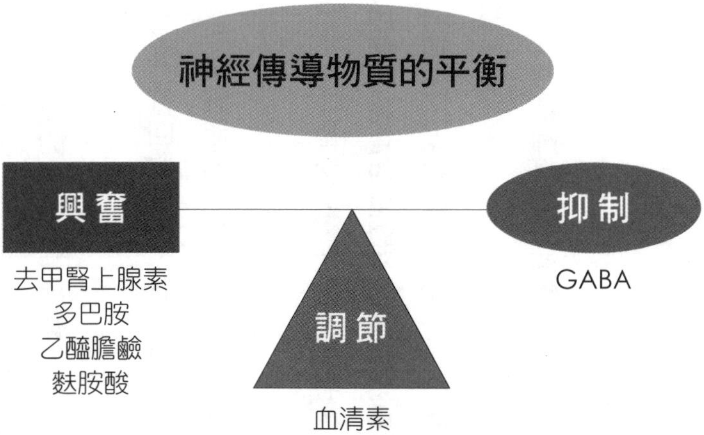

圖3-1　腦內神經傳導物質的作用

少，許多患者選擇服用的ＳＳＲＩ，我們來看看這種藥物的作用吧！

ＳＳＲＩ是「Selective Serotonin Reuptake Inhibitors」的縮寫，被稱為「選擇性血清素回收抑制劑」。簡單來說，就是抑制腦部神經傳導物質中重要的血清素被神經末梢吸收，以提高腦內的血清素。

但含有血清素的神經傳導物質是利用吸收的方式來進行回收循環，若利用ＳＳＲＩ抑制吸收，就無法回收循環；結果當藥物的作用減弱後，不是要增加投藥量，就是必須追加其他種類的藥劑。

細胞分子矯正重視整體平衡，因此不管是血清素不足而呈現抑鬱狀態的患者，或是ＧＡＢＡ不足而有焦慮症的患者，基本上均以**所有神經傳導物質的整體平衡為調整重點**。

透過適當的飲食指導，以及維生素Ｂ群等營養素的補充，調整腦內的生合成平衡，患者就可以在應該集中的時候集中，應該放鬆的時候放鬆。

另外，若已經恢復自然的睡眠節律，那麼安眠藥等許多精神科處方藥物，也有可能採取減藥或是斷藥。

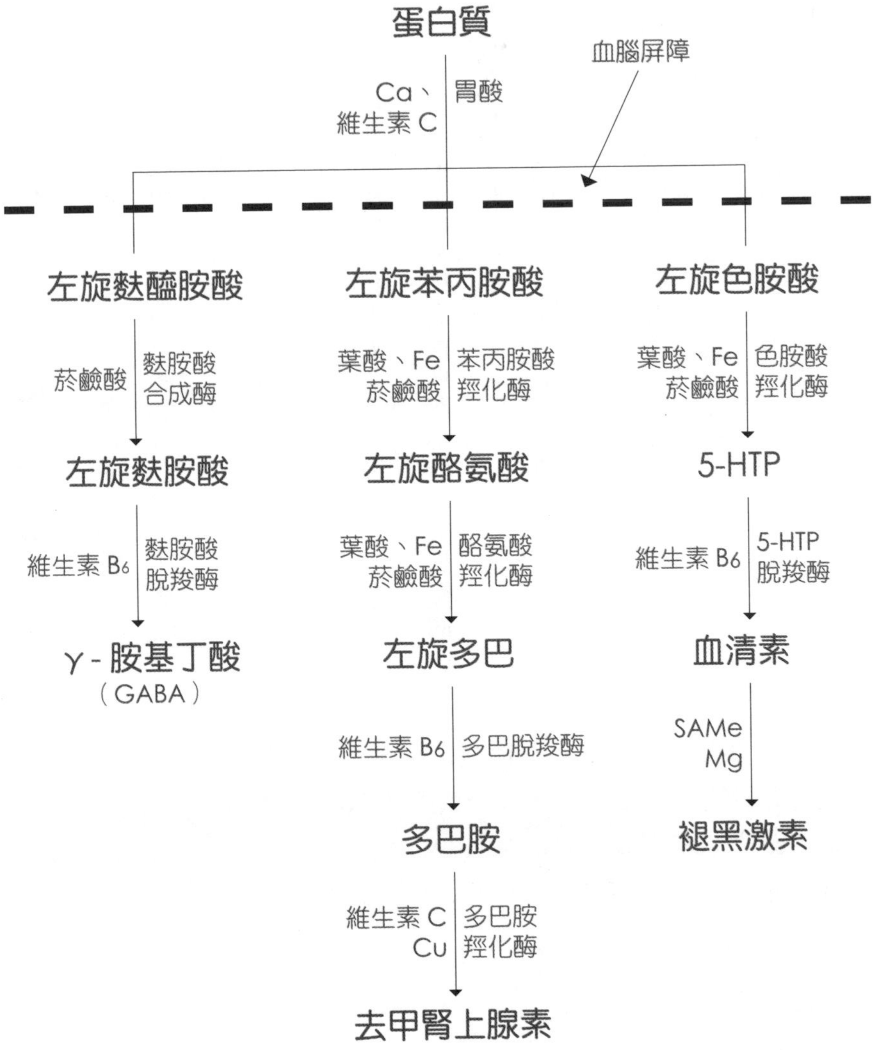

圖3-2　以蛋白質為原料的神經傳導物質的合成路徑

※小字是相關酵素或輔酵素、輔因子。

心浮氣躁？你少了菸鹼酸、維生素B6

若檢視以蛋白質為原料的神經傳導物質的合成路徑，我們可發現位於上游的所有反應都是以菸鹼酸為輔酵素（請見九十九頁，圖3-2）。

在細胞分子矯正的主要論點當中，曾經提出對思覺失調症的菸鹼酸療法。從菸鹼酸在合成路徑上的重要性來看，便可以了解，其實不光是思覺失調症，**若要改善所有的精神症狀，菸鹼酸的補充便是最基本的做法**。

接著，我們來看看維生素B6的相關反應。

維生素B6是協助合成多種胺基酸類荷爾蒙和神經傳導物質的重要輔酵素。因此，如果維生素B6缺乏，就容易引起許多身心不適的症狀。表3-2即是因缺乏維生素B6，而導致合成遭受阻礙的各種身體反應。

表3-2　維生素B6相關的神經傳導物質與作用

神經傳導物質	在腦部的主要作用
多巴胺	運動調節、快感與滿足感、意欲、學習
去甲腎上腺素	鬥爭或逃避、集中力、衝動性
麩胺酸	記憶、學習
血清素	生物體節律、情緒調整、其他神經傳導物質的調整
GABA	興奮的緩和、放鬆、優質的睡眠

這些反應中，尤其受到矚目的是從麩醯胺酸（Glutamine）開始，直到合成出ＧＡＢＡ的路徑。ＧＡＢＡ是抑制類的神經傳導物質，ＧＡＢＡ的缺乏會**引起焦慮或神經過敏，有時也會因睡眠品質下降，使夢魘情況增多或是中途清醒**。

因此，精神科開立安眠藥或抗焦慮藥物，大多會基於藥理作用而增加ＧＡＢＡ，然而，這樣的做法卻常常因為藥量調整困難或藥效過強，導致患者在開車期間產生睡意而發生交通意外。

也就是說，ＧＡＢＡ的含量濃度不足，會導致抑制性神經傳導物質與興奮性神經傳導物質失衡。因此，若要使患者保持良好精神的穩定狀態，就絕對缺少不了ＧＡＢＡ。然而，若要增加ＧＡＢＡ，就需要ＧＡＢＡ前面的物質，也就是麩胺酸（Glutamic Acid），這同時也是興奮類神經傳導物質的代表。只要適度增加麩胺酸的分泌量，就可提高集中力，有助於學習或記憶，可是，如果分泌過量，就會使人過度興奮或充滿攻擊性。

此外，從麩胺酸到生成ＧＡＢＡ的過程中，還必須有維生素B_6，如果刻意增加ＧＡＢＡ，但維生素B_6卻不足的話，反而會有反效果。

在維生素B_6的相關反應中，ＧＡＢＡ的合成，對維生素B_6的依賴性特別高；因麩胺酸過量所導致的兒童頑固型癲癇症（按：使用適當的抗癲癇藥物，仍無法獲得很好的控制），也是大量投以維生素B_6來治療。

順道一提，市面上還售有添加具放鬆效果的GABA巧克力，但基本上，在腦內作用的神經傳導物質，就算透過食物等方式攝取，仍然無法通過血腦屏障，所以並不會產生直接性的作用。

如何？細胞分子矯正藉由足夠原料（這裡的情況是指**蛋白質**）**的攝取，和促進反應的維生素或礦物質的補充**，為心靈帶來穩定的機制，大家是否都已經理解了？

不到貧血程度的缺鐵：睡不好、抑鬱

請各位讀者再看一次第九十九頁的圖3-2。在生合成神經傳導物質的路徑中寫有「Fe」的反應，指的就是鐵以輔因子（cofactor，指與酵素結合、在催化反應中必要的非蛋白質化合物）參與其中。換言之，鐵的缺乏會降低反應，使位於下游的神經傳導物質的合成受到抑制。

在一般的健檢中，「貧血」會被診斷為缺鐵，但是，以酵素反應的輔因子而存在的鐵，則是在比貧血發生的更早之前開始減少。

換言之，在還沒有被診斷出缺鐵性貧血，或是被**醫師警告「有輕微貧血」之前，腦內的神經傳導素的運作，早就已經因為缺鐵而產生障礙**。

在主要神經傳導物質的合成過程中，與鐵相關的還有「多巴胺轉化成去甲腎上腺素」和「血清素轉化成褪黑激素」。生理期造成缺鐵、為了減肥而減少吃肉的女性，大多處於潛在性的缺鐵狀態。也就是說，多數日本女性在「多巴胺轉化成去甲腎上腺素」和「血清素轉化成褪黑激素」的反應上，很可能因缺鐵而產生問題。

缺鐵所造成的去甲腎上腺素或血清素的缺乏，會因表面性主訴的**抑鬱感**，而被診斷為憂鬱症，然後，許多患者都在沒有補充鐵的情況下，持續服用抗憂鬱藥物。

另外，也有許多女性因為缺鐵，導致褪黑激素不足，而產生**睡眠障礙**，因而持續服用好幾種安眠藥。S小姐的情況也一樣，如果到一般的心療內科或精神科就診的話，醫師應該也是開立這樣的藥物吧！

如果世界上的心療內科或精神科醫師，能夠更正確的了解缺鐵，並採取適當的對應的話，或許就能幫助更多患者。

透過前面的解說，大家是否都已經了解S小姐長年苦惱的多種症狀，之所以能藉由細胞分子矯正改善的理由了呢？

細胞分子矯正和「這種食物對身體有益」等，一般的飲食療法或營養補充品療法不同，而是**針對體內正在進行的化學反應**，在**不使用藥物的情況下，積極的補充體內原本就存在的分子（營養素）**，藉此改善身體狀態的治療方法，我希望各位讀者都能有正確的認知。

病例2 六歲的K小弟：廣泛性發展障礙，吃啥都過敏

發展障礙的孩子，腸胃多半不好

K小弟從兩歲開始就被指出有發展遲緩的現象，三歲時更被專業機構診斷為廣泛性發展障礙（Pervasive Developmental Disorder，簡稱PDD）。初診時的症狀是，可以講出單字，但沒辦法對話，經常自言自語、重複相同的字句、複誦別人的話、對聲音敏感，尤其害怕機械音、不喜歡被觸摸、沒辦法和同年齡的孩子一起玩等，這些都是發展障礙的孩子特有症狀。

孩子的母親因為看了我針對發展障礙孩童所寫的細胞分子矯正相關著作《孩子的「問題」靠飲食變好》（日本青春出版社），而前來本院就診。

就診時，母親表示，希望可以改善孩子的溝通能力。為了提高發展障礙的孩子的溝通能力，一般的醫師通常都是採用「療育」（醫療機構和教育機構合作，進行必要的訓練）的方法。K小弟也不例外，每天都會和母親一起接受療育，並且持續訓練，但在對話方面卻遲遲沒有成效。

而細胞分子矯正的做法是，只要是能夠抽血的年齡，就會積極進行抽血，並根據血液

檢驗的數據，評估其營養情況，然後再給予飲食指導和營養補充品的建議。

在三歲時，K小弟就已經被檢驗出缺鐵問題。在蛋白質的代謝受到抑制的狀態下，膽固醇呈現低值，因此，必須積極透過飲食增加蛋白質的攝取。

鐵攝取不對，腸胃、精神就變差

細胞分子矯正也可應用在發展障礙或自閉症的兒童治療上。在完成檢驗之後，這類型的孩童患者往往都會有缺鐵現象，**伴隨腸道狀態不佳、便祕或腹瀉等症狀**。

幼兒在進行鐵質補充時，必須非常注意。因為沒有被吸收的鐵若殘留於腸道，就會使腸內念珠菌等壞菌受到刺激，造成腸內環境惡化。

而腸內環境和腦部功能又有相當密切的關聯，我們將之稱為「中樞神經與腸道間的交互作用」（Brain-Gut Interaction）。因此，若要改善孩子的腦部狀態，就必須改善腸道。若要改善腸道，就必須**調整腸內細菌的平衡，同時強化腸黏膜**。

如果使用最近引起討論話題，為了提高吸收率而開發出的「胺基酸螯合鐵」（Amino Acid Chelate）、甘胺酸亞鐵（Ferrochel）等，較不適合兒童使用，如果補充過量，鐵就會蓄積在腸黏膜，就可能引起腸黏膜的問題。換句話說，改善孩子腦部的鐵質補充，**不應該**

使用螯合鐵（Chelated Iron），而是**選擇視當時情況可允許吸收分量的「血基質鐵」**（按：相關介紹請參考第一三八頁）。

也就是說，隨意補充鐵質，會造成腸胃的負擔，同時也會使精神症狀惡化，因此國外的營養補充品大多會強調「無鐵」。**基本上，國外並沒有用血基質鐵來補充鐵質的概念**，都是使用一般的無機鐵（按：非血基質鐵，來源主要為植物性食物，吸收率約三％），所以才會在考量到弊害後，認為無鐵的類型比較好。只不過，或許為了改善缺鐵的問題，所以才會開發出被大量吸收的「胺基酸螯合鐵」，卻**忽視了自然的吸收途徑**。

補充蛋白質偏遇上遲發性過敏

對發展障礙的孩子來說，蛋白質的補充也必須多加注意。因為發展障礙的孩子的腸黏膜比較脆弱，大多有「遲發性過敏」（Delayed-typed hypersensitivity）的特殊性食物過敏（按：過敏產生症狀的時間較晚，接觸過敏原後大約要半天以上才會引發相關症狀⓱）。遲發性過敏的掌握對治療很有幫助，因此，其相關檢驗非常重要，但遺憾的是，日本國內幾乎不會主動要求檢驗。更重要的原因是，日本兒童過敏學會以證據不夠充足，以及排除易引發過敏的食材會妨礙孩童成長的考量，正式否定了遲發性過敏檢驗（《食物過敏手冊：二〇一四年，給孩童飲食有關的各位》）。

雖然這樣的考量是可以理解的，但是，排除易過敏食物對孩童有害，其實是因檢驗數據的分析方法不妥所引起的誤解。

雖然日本兒童過敏學會正式表明了不建議採用遲發性過敏檢驗的立場，但在二〇一一年，《刺胳針》醫學雜誌卻刊載了排除IgG抗體（按：免疫球蛋白G，再次免疫應答的主要抗體；呈陽性代表遲發性過敏）呈陽性的食材，可改善ADHD症狀，但排除IgE抗體（按：立即性過敏反應，身體免疫系統對過敏原產生大量免疫球蛋白抗體E，而造成皮膚，呼吸道、鼻子的症狀）呈陽性的食材，卻無法改善症狀的論文[7]。

吃東西會過敏？問題在腸黏膜發炎

接著，透過K小弟的遲發性過敏檢驗結果（圖3-3，第一〇九頁），我們來思考這份檢

7 Effects of a restricted elimination diet on the behaviour of children with attention-deficit hyperactivity disorder (INCA Study): a randomised controlled trial. *The Lancet*, Volume 377, Issue 9764, Pages 494-503, February 2011

驗報告本身具有什麼樣的含意吧。

首先是乳製品，Ｋ小弟對酪蛋白（Casein）和乳清（Whey）兩種成分，有ＩｇＧ抗體的陽性反應。在個別食材方面，對牛乳、乳酪、優格也全都有陽性反應。

海鮮方面，對牡蠣、白斑笛鯛、日本花鱸（Seabass）等，平常比較少吃的海鮮也有陽性反應。

在堅果類與穀物方面也是如此。因為Ｋ小弟對許多種食材都有強烈的陽性反應，所以家長對飲食內容感到相當困擾。

首先，最重要的是，這項檢驗的判讀並不是為了找出所有出現ＩｇＧ抗體呈陽性的食物，然後把所有呈現陽性反應的食材完全排除。

那麼，該怎麼判讀檢驗結果？那就是「不管常吃或不常吃，**所有食材都出現陽性反應**時，便是**腸黏膜脆弱的證明**」。也就是說，發現較多ＩｇＧ抗體的時候，首要之務就是修復腸黏膜。

由於麩質和酪蛋白會刺激腸黏膜，所以Ｋ小弟在飲食習慣上必須試著排除小麥製品和乳製品，也就是我們所謂的「無麩質無酪蛋白飲食法」，因為無麩質、無酪蛋白，所以又被稱為「ＧＦＣＦ飲食」。事實上，這是自閉症或發展障礙的兒童經常採用的飲食方法。

在遲發性過敏檢驗當中，我除了指導Ｋ小弟實施ＧＦＣＦ飲食之外，同時也要避免

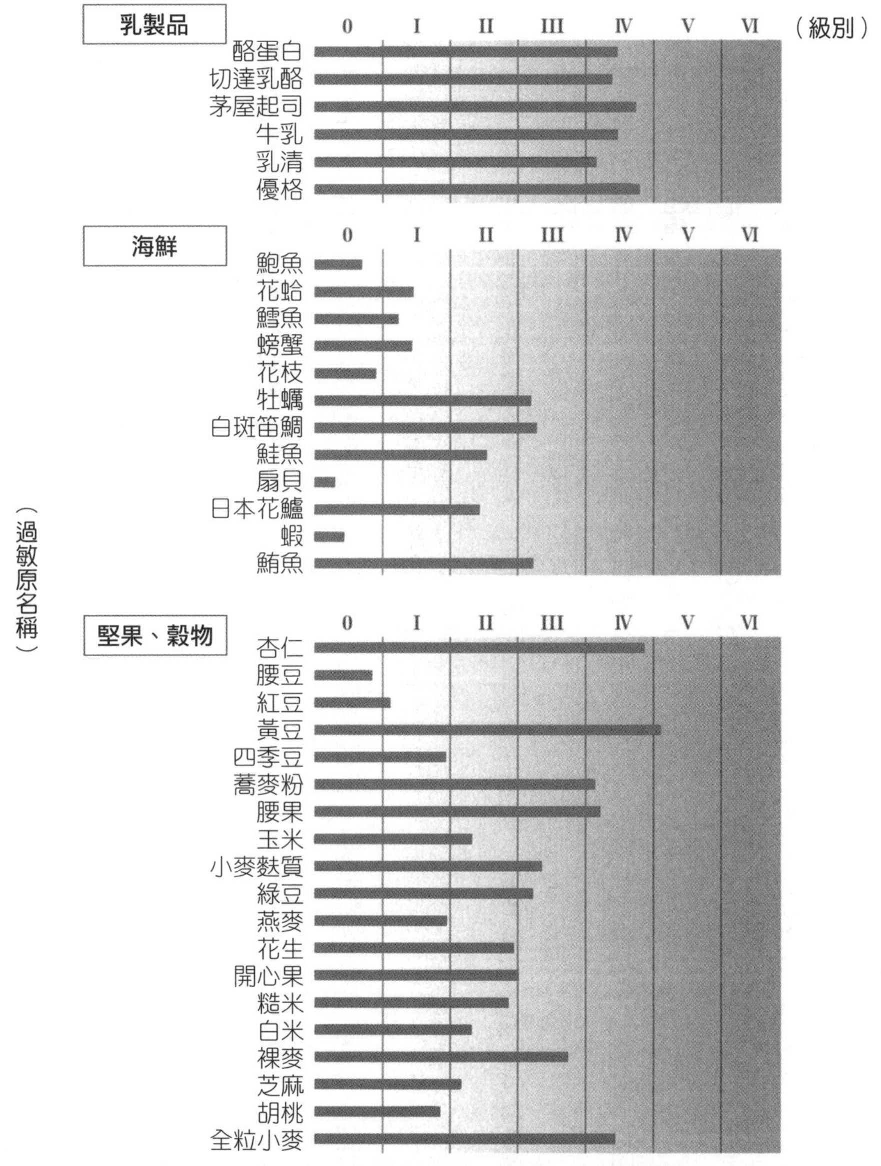

圖3-3　K小弟的遲發性過敏檢驗結果

連續攝取出現陽性反應的食材（大豆產品、雞蛋、乳製品等容易造成過敏的食物，則每週安排兩天不吃）。另外，吃了之後，症狀明顯惡化的食材，不論檢驗結果如何，仍然要求排除。

補充鐵質，可改善運動能力

在運動方面，發展障礙的孩童多半都有姿態控制的問題，像是無法維持姿勢、四肢不協調，無法掌控跑步姿勢、動不動就跌倒等典型症狀。

這些症狀大多由多巴胺不足所引起，只要適當補充血基質鐵，即可早期改善。對孩童來說，若能促進運動神經發達，提升孩子的體能，或是在翻滾、吊單槓等運動有所精進，將有助於孩童找回自信。

不光是有發展障礙等問題的孩童，其實對孩童來說，因為成長期需要大量的鐵，所以**缺鐵最容易引起的就是營養障礙**。

當孩子有早上很難叫醒、容易疲累、專注力不夠、運動能力下降、成長痛（按：多發生於四歲到十歲左右的小孩子）等症狀時，就可能是缺鐵，不妨可試著補充鐵質。

從發展障礙，到正常上下學

K小弟除了GFCF飲食之外，還補充了維生素B群、維生素B_3（菸鹼酸）、血基質鐵、DHA製劑等營養素，同時接受定期的血液檢驗。

雖然一開始，K小弟的母親希望提升的是溝通能力，但在治療初期階段，反倒是肢體運動有了明顯的提升。**原本笨拙的走路方式和跑步姿勢等動作，也獲得充分的改善**，身體動作越來越協調。而且，從以前就開始學習的鋼琴也突然精進許多，K小弟很快就超越同齡，甚至還參加了全國大賽。

接著，他也開始對各種事物產生興趣，對體操、游泳、繪畫等才藝也相當積極。漸漸的，個性也變得善解人意，開始和同年齡的孩子建立良好的關係，最後，連溝通能力也有了急遽的成長。

之前幫他治療發展障礙的主治醫師還說，只要能這樣持續發展，未來應該能以一般學級進入小學就讀吧！

病例3 四十一歲的C先生：慢性疲勞、失眠、腹瀉

高劑量維生素療法、MEC飲食法，通通失敗

C先生工作勤奮，就連假日也經常加班，不過，身體並沒有不適，偶爾還會利用休假去衝浪，公司的健康檢查結果也沒有任何異常。因此，他總是以自己的健康而自豪。可是，**每次一有壓力，就容易腹瀉**，這是他唯一的困擾。

大約從八個月前開始，他發現自己出現了無法消除疲勞、失眠、沒辦法早起等症狀，便先嘗試了心療內科開立的安眠藥處方。雖然藥物的作用可以幫助他入睡，但是，疲勞感還是沒有改善，於是請假次數越來越多。即便是日常生活程度的勞動，仍然會使他覺得疲累，臥床的時間也漸漸增多。

後來，他透過網路查詢，前往提倡「高劑量維生素療法」（按：對抗癌症的輔助療法）的門診就診。在當時，C先生被診斷為低血糖症，為了抑制血糖值的變動，醫師指導他採行「MEC飲食法」。MEC這個名稱，是來自於Meat（肉）、Egg（蛋）、Cheese（起司）的第一個字母，亦即透過肉、蛋、起司的大量攝取，以減少醣類的攝取量，採取高蛋白、高脂質的飲食方式。以結果來說，就是**使血糖值穩定，同時也能增加源自飲食的必要**

營養素。

於是，C先生增加了肉、蛋和起司等乳製品的攝取量，同時，為預防睡眠期間的低血糖，醫師也指示他在就寢前吃一百毫升的鮮奶油。

然後，再攝取高劑量維生素療法所提倡的營養補充品的基本套組（市售品）。結果，C先生身體變得輕鬆、活力也恢復了，同時也成功返回職場。也因為MEC飲食法相當簡單，C先生在身體好轉後，仍積極的採用MEC飲食法。結果，兩個月之後，這次的自覺症狀是**暈眩和無力感**，**手腳的麻痺感**也變得嚴重，再次陷入經常請假、在家裡臥床的情況。

C先生試著調查這些症狀後發現，和甲狀腺機能低下症（按：大多由食物缺少碘所引起，以疲勞、禦寒能力低下、體重增加為主要症狀）、腎上腺疲勞症候群的症狀相當類似，於是，原本的主治醫師，便幫他做了甲狀腺和腎上腺的激素檢驗。結果，甲狀腺和腎上腺的相關項目全都在標準範圍內，並沒有特別的問題。

的確，這個時期的甲狀腺和腎上腺相關的檢驗結果（下頁表3-3），每個項目都在標準範圍內，以一般性評估來說，並沒有任何問題。

腎上腺疲勞，初期難發現

然而，在本院進行腎上腺功能的詳細檢驗（詳細請參見六章）後，發現C先生有初期腎上腺疲勞可見的**代償性腎上腺疲勞狀態**。

也就是說，C先生因長期慢性的壓力，而造成腎上腺產生強烈疲勞感的症狀。從症狀來看，正好符合腎上腺疲勞。

但在一般的激素檢驗中，不管ACTH（Adrenocorticotropic Hormone，簡稱促腎上腺皮質激素），或是皮質醇，全都落在標準範圍內。這就表示，雖然腎上腺疲勞的症狀已浮現，但腎上腺的狀態仍然處在腎上腺皮質的眾多激素合成中，並藉由其他激素的合成，以代償性方式來

表3-3　C先生的血液檢驗結果
（甲狀腺和腎上腺的相關項目）

檢驗項目	結果	參考值（單位）
FT4（甲狀腺激素）	1.7	0.9～1.7（ng/dL）
FT3（甲狀腺激素）	2.4	2.3～4.3（pg/mL）
TSH（甲狀腺刺激素）	2.1	0.5～5.0（μIU/mL）
ACTH（促腎上腺皮質激素）	8.1	7.2～63.3（pg/mL）
皮質醇（腎上腺皮質分泌的激素）	9.53	7.07～19.6（μg/dL）

維持皮質醇合成。

結果，與礦物質平衡、血壓維持有關的激素，或是維持性慾或幹勁所必須的性激素，就會被犧牲掉，形成複雜難解的病理症狀。

皮質醇是對抗壓力的重要激素，所以具有即便犧牲其他激素的合成，仍然會被維持的傾向。因此，就算測量血液中的皮質醇濃度，我們仍然無法發現初期階段的腎上腺疲勞。

甲狀腺激素也一樣，其實可以從甲狀腺激素FT4（Free Thyroxine，游離甲狀腺素）到FT3（Free Triiodothyronine，游離三碘甲狀腺原氨酸）的轉換，判讀出問題的癥結點。這種轉換的問題，其實大多和營養代謝有關，會進一步使疲勞、抑

表3-4　C先生的血液檢驗結果
（鐵的相關項目）

檢驗項目	結果	參考值（單位）
RBC（紅血球數）	570	438～577（萬/μL）
HGB（血紅素）	16.4	13.6～18.3（g/dL）
MCV（平均紅血球容積）	84	83～101（fL）
MCH（平均紅血球血紅素量）	29.4	28.2～34.7（pg）
Fe（血清鐵）	53	60～190（μg/dL）
TIBC（總鐵結合能）	355	239～367（μg/dL）
Ferritin（鐵蛋白）	252	17～321（ng/mL）

鬱等症狀更加惡化。

C先生在高劑量維生素療法的診所就診時，被指示服用「胺基酸螯合鐵」（甘胺酸亞鐵等）。然後，他的鐵蛋白上升至二五二ng／mL（見上頁表3-4），綜合各項目來看，其數值異常的高，代表鐵呈現過剩的狀態。

可是，其他項目的檢驗結果卻顯示，血清鐵偏低，代表身體有輕微的發炎現象；總鐵結合能（Total Iron Binding Capacity，TIBC）則偏高（按：血液中的鐵可與運鐵蛋白〔Transferrin，和鐵結合後，進行搬運的蛋白質〕結合的總鐵量，反應運鐵蛋白的增減），由此可證明C先生的身體有缺鐵的反應（缺鐵時，運鐵蛋白會上升）。這些都是從檢驗結果判讀出來的寶貴資訊，但如果我們只把鐵蛋白當成評估貯鐵量的項目，就很容易造成疏漏。

如果醫師本身有學習過細胞分子矯正的血液檢驗數據評估法，就可以從這些數據中，判讀出發炎的存在，以及患者因為身體不能妥善使用鐵質，而導致缺鐵的資訊。反之，如果只用參考值來判斷所有數據，就會忽略掉最重要的關鍵資訊。

由於這種詳細檢驗數據的評估方法太過專業，同時又礙於篇幅問題，所以我在這裡不多做說明。不過，我還是希望各位讀者能了解，自主健康檢查或健康診斷，甚至是醫療機構所做的血液檢驗數據，真的隱藏著許多用來深入了解營養和代謝狀態的寶貴資訊。

同類蛋白質吃太多，易引起腸道發炎

甚至，還可從其他的檢驗項目得知，C先生的肝功能下降，同時還有脂肪肝的問題。C先生屬於身體質量指數BMI二三kg／m^2的均勻體格，絕對不算肥胖，所以完全想像不到他會有脂肪肝（按：BMI＝體重（公斤）／身高^2（公尺^2））。

我們來回顧一下C先生的臨床症狀經過。

首先，C先生藉由MEC飲食法，以及高劑量維生素基本套組的市售營養補充品，暫時改善了症狀，包括易疲勞、失眠，以及低血糖症，所伴隨而來的自律神經失調。

之後，C先生持續採用MEC飲食法，在經過兩個月之後，卻出現了新的症狀，身體變得不適。然後，在最近的檢驗結果，發現身體持續發炎和脂肪肝的問題。

重點是，發炎的現象發生在身體的哪個部位？

高劑量維生素療法所使用的營養素分量，就細胞分子矯正的立場來看，絕對稱不上過量。可是，C先生所使用的營養補充品，不是由醫療機構所提供，而是他自己透過網路從國外購買的高劑量營養補充品。

國外有許多價格便宜的營養補充品，但在執行高劑量維生素療法或細胞分子矯正，刻意**使用高劑量的營養素時，我們還必須考量產品對肝臟所造成的負擔**，同時為患者定期實施血液檢驗。

事實上，許多人都會根據網路資訊，以個人購買的方式，使用高劑量的營養補充品，而這些人當中不是有肝功能障礙，就是有鐵蛋白超過一〇〇〇ng／mL的患者。鐵蛋白超過一〇〇〇ng／mL，基本上是不太可能的事情，從教科書的觀點來看，甚至還會有癌症的疑慮。因此，我們可以推測，C先生的肝功能障礙可能就來自於基於高劑量維生素療法所選擇的營養補充品。

MEC飲食法採取高蛋白、高脂質，必然會減少醣類的攝取，因此，對於以血糖調節障礙為主的不定陳訴來說，可說是相當有效的飲食方法。可是，這種飲食方法的缺點是，每天攝取乳製品和雞蛋，會對腸黏膜造成負擔，同時也會形成遲發性過敏。

我們的腸黏膜不適合長期且頻繁的攝取相同種類的蛋白質。也就是說，若持續採用MEC飲食法這種集中攝取蛋白質的方式，腸黏膜就會產生問題，結果就會導致特殊的遲發性過敏（IgG過敏）。

經遲發性過敏檢驗後發現，C先生對牛乳會產生學齡兒童幾乎都有的過敏反應；常吃起司或優格的人，多半也會對這些食材產生過敏反應。

肉類和魚類方面，則屬於依種類而有不同的胺基酸序列（Amino Acid Sequence），只要**不連續數天攝取**，就不會引發遲發性過敏反應。

甚至，ＭＥＣ飲食所提倡的乳製品，含有和麩質一樣，同樣會使腸黏膜引起發炎的酪蛋白。

也就是說，像Ｃ先生這種容易因生活壓力而腹瀉的體質，若採用攝取大量酪蛋白的ＭＥＣ飲食法，就容易引起腸黏膜發炎。腸黏膜發炎時，會經由肝門靜脈（Hepatic Portal Vein，從胃、脾臟、胰臟、小腸流至肝臟的靜脈）的血管，直接把發炎物質運送至肝臟，因此，就算沒有肥胖問題，仍然會形成脂肪肝。

為什麼呢？因為發炎物質（TNT-α 或介白素-6等）會產生胰島素抗性（使胰島素的效能變差⑱），造成過多的脂肪堆積於肝細胞中。由於發炎物質本身是產生胰島素抗性的物質，所以胰島素的作用就會變差，脂肪就更容易囤積於肝臟。

壓力管理也是關鍵

那麼，透過檢驗結果取得這些資訊後，就可以開始擬定細胞分子矯正的治療方針，我對Ｃ先生的說明如下。

・Ｃ先生因壓力而使腎上腺呈現疲乏，但目前的狀態還能夠承受。如果可以，建議暫時停止工作，盡可能減輕壓力。

．和腎上腺同樣具有抗壓作用的甲狀腺，因為有鐵的利用障礙，所以無法正常作用，而缺鐵則會使甲狀腺激素的活性降低。基於此點，為了在減輕壓力的同時利用鐵質，除了控制發炎之外，必要營養素的補充也相當重要。

．因為腸黏膜發炎，所以MEC飲食法並不適當。肉、魚、豆類、雞蛋（每週四顆左右）要輪流攝取。另外，也可試著排除小麥的麩質，以及乳製品的酪蛋白，藉此減輕腸黏膜的負擔。

．就寢前或正餐之間的點心，請使用過敏疑慮較少的椰子油、MCT中鏈脂肪酸（Medium Chain Fatty Acid），作為低血糖的因應對策。

像C先生這種伴隨腎上腺疲勞的個案，治療初期的壓力管理十分重要。因為，對於會鑽牛角尖的患者來說，就算只是飲食上的限制或是對身體有益的運動，也同樣會形成壓力，反而會妨礙腎上腺疲勞的改善。

細胞分子矯正會根據患者的症狀，以及大量的檢驗結果，判斷患者是否必須搭配運動，並做出指導。

於是，我開立了診斷證明，請C先生留職停薪三個月，好好的休息。然後，請他停止

ＭＥＣ飲食法，**改用輪流限制醣類的飲食**，並搭配輔助甲狀腺和腎上腺的營養補充品，在治療初期很快就改善了腸黏膜的發炎問題。

之後，Ｃ先生逐漸恢復活力，同時作息也變得規律，我就請他再多做一些伸展操或輕度肌肉訓練、快走、散步等運動。四個月後，透過血液檢驗，其脂肪肝和代謝問題已大幅改善。於是，我建議他和公司商量，以縮短工時的條件復職。接著，在九個月之後，我提出「解除限制勤務，同時也可加班」的診斷書，幫助Ｃ先生順利繼續工作。

我特別提醒Ｃ先生，當他對身體所發出的壓力警訊變得敏感時，就要提高飲食的注意層級，並確實服用必要的營養補充品。好在，Ｃ先生除了身體狀況變好了，自己喜歡的衝浪也精進許多。

這是因為，患有腎上腺疲勞的人，往往**會對壓力或疲勞感到遲鈍**，在症狀還沒有變得嚴重之前，多半不會主動察覺到壓力或是疲累。所以，詢問病情時，我經常聽到這樣的主訴症狀：「突然變得容易疲倦，然後就病倒了……。」可是，詳細詢問患者後就會發現，**身體早在很久以前便發出警訊**，例如：「容易感冒」、「罹患花粉症」、「睡覺時經常作夢」、「膚況變差、傷口癒合速度緩慢」。

而這些警訊都是**壓力增加營養素的消耗，導致營養素不足**而引起的症狀。

容易疲倦、想睡覺？先從拒吃甜食開始

這裡，我稍微離題一下，從其他案例來探討壓力所造成的營養素不足的問題。

不久之前，我曾在某大學教授營養學，聽課的學生是藝術系的學生。那所大學的藝術系學生，有很多因為罹患憂鬱症等疾病而退學的案例，而這種問題也持續相當久了。因此，校方在大學校園內附設了診療所，希望能讓常遲到或經常請假的學生及早就診治療。

然而，學校所謂的及早發現、及早治療的對策卻是，處以安眠藥或輕微抗憂鬱藥物等處方。結果，接受診療的學生們，大多落得辦理退學的下場。

為此感到困惑的教授得知分子矯正後，便邀請我到學校授課。我發現，藝術系的學生大部分都有營養代謝的問題。因為他們必須長時間集中精神，所以經常大量消耗掉維生素B群。或者也可以說，正因為他們具有能夠大量使用維生素B群的特質，所以才能在藝術方面大放異彩。

曾經也有這樣的實驗。請大學生進行數學難題的作答，比較作答前後的尿液，實驗後發現，有許多維生素B的代謝產物被排出。而且，這種情況並非暫時的，甚至在隔天之後仍舊持續。也就是說，**長時間集中精神或情緒緊繃的話，就會消耗掉大量的維生素B**。

不管怎麼說，大學生為了考試而長時間集中精神的時候，會消耗維生素B群；在進行繪畫或雕刻等創作活動時，也會消耗掉大量的維生素B群。因此，對學生來說，容易疲倦、專注力下降、失眠、淺眠、作夢次數增多，這些都是很常見的症狀。

甚至，維生素B若持續缺乏，惡夢的次數也會增多。

另外，也會對聲音或光變得敏感、害怕人群，或是抗拒走進教室。如此一來，學生的創作動力就會降低。

如果在心療內科或精神科主訴這些症狀，就會被診斷為**壓力障礙或憂鬱症**，處以抗憂鬱藥物或安眠藥，甚至被要求暫時遠離造成壓力的學校。可是，因為沒有補充根本原因的維生素B群，所以學生還是無法正常上課。

還有另一個共通點，那就是對學習或創作感到疲勞時，學生都有**吃甜食來使集中力持續的習慣**。不光是藝術學系的學生，很多考生也經常採取這種做法。

學習或創作活動會消耗維生素B，使集中力降低，導致學習效率不彰，在這個時候吃甜食，雖然可以暫時使血糖值急遽攀升，刺激腦部，但為了**代謝醣類，反而會使維生素B消耗更多，導致惡性循環**。

在課堂上，為了讓藝術系的學生對這種變化機制產生興趣，我自製了資料進行說明。然後，我也告訴他們，若要充分發揮才能，創作出更出色的作品，與其長時間的努力創作，不如每四十五分鐘休息一次，反而會更好。甚至，感到疲累的時候，不要仰賴咖啡因或甜食，應該**多吃堅果或魷魚絲之類的點心，或營養補充品來補充維生素B群**。

學生為了證明出席聽課，會在每次授課的最後提出書面報告。對我來說，閱讀那些報告，比任何事都快樂。

因為學生們的感想都非常直率、真誠，同時還會把我講課時的模樣畫下來。「現在才知道來東京獨居後的飲食失調和自己的身體不適有關」、「突然對母親的料理湧現出無限的感恩」、「從今天開始，我要拒絕點心和果汁」之類的想法，透過每一份報告傳遞著。

看著這些心得，所有準備授課資料的辛勞都變得相當值得，同時也深切的感受到，讓年輕學子們瞭解正確營養知識的重要性。

病例4　四十二歲的E小姐：重度異位性皮膚炎

多吃蔬食，可以改善肌膚？

E小姐自幼年時期就有異位性皮膚炎，皮膚科的類固醇軟膏和保溼藥膏的治療一直持續到二十八歲。她的皮膚變得暗沉且厚實，幾乎每天都必須塗抹強效類固醇軟膏，否則很難維持正常的日常生活。在查詢異位性皮膚炎的飲食療法時，她接觸到大自然長壽飲食法（Macrobiotic）。

大自然長壽飲食法是以糙米為主食，並攝取季節蔬菜或海藻類食物，屬於結合身心靈平衡健康的飲食法。除了使用有機農業或自然農業所栽種的蔬菜或食品之外，亦提倡以米飴、甜酒、甜菜糖、楓糖漿等替代砂糖；肉類、雞蛋或乳製品，基本上是完全不吃。

E小姐開始實施大自然長壽飲食法後，便祕的問題消失了，原本略微肥胖的體重逐漸下降，皮膚的搔癢也好了。就算改用弱效膽固醇，仍然可以控制異位性皮膚炎。

可是，約六年之後，也就是三十五歲的時候，E小姐突然停經，而且變得非常容易疲累，也有突然站立就會暈眩的問題。後來，接受健康檢查被診斷為貧血。

如果為了改善貧血，而**攝取紅肉或豬肝等動物性蛋白質，腹部就會膨脹起來，放屁次數也會增多**，同時造成便秘，因此，內科醫師另外開立了鐵劑的處方，可是E小姐服用之後，卻引起劇烈腹痛和便秘。

雪上加霜的是，異位性皮膚炎的症狀又開始惡化，再加上暈眩和頭痛一直好不了，E小姐已經陷入一籌莫展的狀態。

就在這個，她從朋友那裡得知分子矯正，於是便來我的診所就診。

偏瘦體型卻有代謝症候群？

初診時的檢驗數據（表3-5），因為血色素量（血紅素）和紅血球數偏低，所以被診斷為貧血。但E小姐MCV呈現高值，這是因為她長期採行大自然長壽飲食法，**幾乎都沒有攝取動物性蛋白質，所以導致維生素B12不足**（維生素B12或葉酸一旦不足，就會造成MCV呈現高值的大球性貧血）。（按：MCV大於100 fl為「大球性貧血」，小於80 fl為「小球性貧血」。）

照理來說，因為一部分的維生素B12可透過腸內細菌合成，再被人體吸收，所以就算採行大自然長壽飲食法，並不會產生維生素B12不足的問題。但事實上，多數實施糙米菜食或大自然長壽飲食法的人，檢

表3-5 E小姐一年期間的血液檢驗數據的變化

檢驗項目	初診	6個月後	12個月後	參考值（單位）
RBC（紅血球數）	265	385	410	438～577（萬/μL）
HGB（血紅素）	9.9	12.5	13.0	13.6～18.3（g/dL）
MCV（平均紅血球容積）	110	98	96	83～101（fL）
網狀紅血球數	21	15	11	4～19（‰）
總膽固醇	168	181	228	120～219（mg/dL）
HDL膽固醇	32	54	64	40～95（mg/dL）
中性脂肪	188	62	75	30～149（mg/dL）

驗結果幾乎都呈現ＭＣＶ上升，極可能有維生素B_{12}不足的問題。

因此，我建議她多吃肉、魚、蛋，同時請她在脹氣時服用消化酵素。此外，我也建議她補充服用血基質鐵和維生素Ｂ群、維生素B_{12}或葉酸。

結果，紅血球數和血色素量有了改善，回歸到正常的數據。但因為有動物性蛋白質的再次攝取和維生素B_{12}的營養補充品效果，才使ＭＣＶ慢慢下降至正常值。

膽固醇等檢驗結果，也有令人玩味的變化。初診時，「高密度膽固醇」（ＨＤＬ膽固醇）呈現低值，中性脂肪呈現高值。這是符合代謝症候群（Metabolic Syndrome）診斷標準的高脂血症狀態。

然而，這樣的ＨＤＬ膽固醇和中性脂肪，通常都是內臟脂肪肥胖的人，因產生胰島素抗性，糖尿病風險越高才會有的數值。可是，Ｅ小姐屬於ＢＭＩ一七．二kg／㎡的偏瘦型，且長期實行低卡路里的大自然長壽飲食法，照道理不會有這樣的數字。儘管如此，在脂質代謝的相關檢驗數據中，仍呈現出代謝症候群的狀態。

因此，在增加動物性蛋白質的同時，我也指導Ｅ小姐實施限制醣類飲食。此外，為避免這樣的飲食方式會導致體重減少，我也建議她積極攝取脂質。也就是說，多吃帶有油花的肉、使用較多美乃滋的蔬菜沙拉或是在料理或飲料裡面添加椰子油。

結果，採取**多蛋白質、多脂質**的飲食方式之後，她的檢驗數據**得到了中性脂肪減少，**

HDL膽固醇上升的理想結果。

在開始實踐細胞分子矯正後，總膽固醇慢慢的上升。在一年後的檢驗中，膽固醇超過了參考值。可是，由於HDL膽固醇上升了，所以這種程度的總膽固醇上升，在細胞分子矯正的觀點上並沒有什麼問題。

膽固醇的重要作用

膽固醇是最容易遭受誤解的檢驗項目——總之，高值就是不好，數值越低越好。可是，這是錯誤的。

對我們的身體來說，膽固醇具有相當重要的作用。例如，女性激素、抵抗壓力、抑制異位性皮膚炎或哮喘等慢性發炎，所需要的皮質醇，以及保護構成我們身體的六十兆個細胞的每一個細胞膜，都是以膽固醇為原料而來的。

尤其是紅血球，為了維持其複雜的形狀，所需要的膽固醇比其他的細胞更多，因為紅血球沒有細胞核，所以細胞膜所需要的膽固醇，必須全部從血液裡的膽固醇取得。因此，當膽固醇偏低時，紅血球膜的膽固醇就會減少，使細胞膜的強度減弱。結果，紅血球就容易損壞，檢驗數據中的網狀紅血球數就會上升。

E小姐開始實踐細胞分子矯正後，膽固醇值逐漸上升，就可以供給必要的膽固醇給紅血球膜。每次檢驗的時候，網狀紅血球數都有下降，最後達到理想值。紅血球變得強韌之後，血液運送氧氣的效能就會變好。

在接受第二次檢驗的半年之後，暈眩和頭痛等症狀已經消失，散步外出的時候，也變得更加輕鬆；經期也恢復正常。或許這些改善是因為膽固醇上升至適當值，使合成女性激素的能力上升的關係。

至於異位性皮膚炎方面，在過了**六個月之後**，E小姐有了明顯改善的實際感受，晚上睡覺時的搔癢感也驟減許多。為什麼能得知睡覺時的變化呢？據說她是從起床後的床單髒汙情況，以及床單上沾染的血液減少而得知的。

以前伴隨搔癢的溼疹部位，一直無法治癒皮膚的潮熱感讓她非常難受，可是，開始細胞分子矯正，經過一年之後，雖然搔癢和潮熱感曾一度變得嚴重，不過現在已經幾乎痊癒，同時也不再需要保溼劑或類固醇軟膏。

其實我自己也有過相同經驗。細胞分子矯正的最重要關鍵就是持之以恆。E小姐開始治療的前六個月期間，雖然實際感受到貧血症狀的改善，但異位性皮膚炎的症狀卻沒有顯著的改善。儘管如此，她還是持續實踐飲食的注意事項，同時也攝取必要的營養補充品。

四年來，E小姐仍每年接受一至二次細胞分子矯正的血液檢驗，同時也在允許範圍內持續服用營養補充品。現在她的肌膚已經變得跟一般人一樣漂亮，不容易疲勞，頭痛也改善了，月經也很順暢、規律。據說大自然長壽飲食法時期的朋友也驚訝的說：「妳好像全好了」。

病例5 五十三歲的溝口徹：異位性皮膚炎、花粉症、肥胖

類固醇軟膏從不離手

雖然有些不好意思，接下來我要介紹自己實踐細胞分子矯正的經過。

誠如本書開頭所說，我在尋找妻子莫名暈眩的治療法的時候，接觸到細胞分子矯正。在親眼見證妻子的暈眩獲得改善之後，我決定先自己親身實證，於是便馬上做了檢驗。

雖然一開始，我並不知道細胞分子矯正有什麼樣的效果，也完全沒有相關經驗和知識，不過，當時我的症狀是，異味性皮膚炎、花粉症，以及易胖體質的問題。

從我有記憶開始，我就已經罹患異味性皮膚炎，所以也一直認為「自己的皮膚就是這樣了」。小學時期，臉部、頸部、手肘、膝蓋內側的症狀尤其嚴重，只要一流汗，頸部或手肘就會搔癢難耐，總是布滿了搔癢抓傷後的結痂。

因此，就算是夏天，我仍然會穿著有衣領的長袖棉質襯衫及薄長褲。只不過，一到了體育課，大家都會換上運動服，而且在六月之後，學校就會強制要求我們穿著短袖、短褲。所以，對於還是小學生的我來說，那段時間特別痛苦，宛如身陷地獄一般。

每次穿上無領短袖和短褲的運動服，自己宛如大象皮一般的頸部、手肘和膝蓋就會暴露在外。就算不是刻意霸凌，朋友無心的那些話還是讓我很受傷，我總是想著，冬天快點來臨吧！如果體育課也可以穿著襯衫，那該有多好。

當時，異位性皮膚炎的孩童並不多見，大家對這種病也不甚熟悉。有人說升上國中之後就會好了，但我升上國中之後卻沒有痊癒；接著，又有人說會在成年之前痊癒，但果然還是老樣子，皮膚的狀況仍沒有好轉，就這樣一直到我上了大學，最後成了醫師。

小時候，母親因為藥房人員說對異位性皮膚炎很有效而購買的軟膏，就是普通藥房都能購買到的強效類固醇軟膏。每當症狀變得嚴重時，只要塗上軟膏，就可以有效抑制症狀，因為一直以來都是這樣反覆使用，所以即便成了醫師，每當異位性皮膚炎惡化時，我還是離不開類固醇軟膏。不知從何時開始，自己專用的強效類固醇軟膏已經成了診療室抽屜裡的必備品。

對花粉症也能根治

花粉症是從小學二年級開始的。在小學三年級的春天，我被診斷出「春季角結膜炎」（Spring Catarrh，又稱春季卡他），每天都要往返耳鼻喉科。因為每到春天，眼睛和鼻黏膜就會出現症狀，所以也被稱為春季角結膜炎，而不是當時常見的杉樹花粉症（按：由杉樹、檜樹等散發的花粉而引起的一種過敏性疾病）。

花粉症的症狀同樣也是時好時壞，不過，我清楚記得，當時的花粉症在我當上醫師之後突然急遽惡化。現在回想起來，應該是因為頻繁值班，導致生活步調紊亂，再加上飲食也偏重於醣類（澱粉、糖）的關係吧！

成為醫師後，我會在花粉季節使用抗組織胺藥（Antihistamine）和類固醇的點鼻藥、點眼藥，甚至症狀嚴重的時候，也會使用類固醇的內服藥。就算如此，每到過敏高峰季節，光是低個頭，像水一般的鼻水就會不斷滴落。

不管是使用強效類固醇軟膏的異味性皮膚炎，或是偶爾必須內服類固醇的花粉症，對當時的我來說，一切都很理所當然，也從未認真看待。

後來，因為接觸到細胞分子矯正，抱持著「在將療法應用在患者身上之前，自己應該先親身體驗看看」的心態，才會進行檢驗，並開始治療。

其實這個觀念非常重要。儘管細胞分子矯正是以飲食的改變和營養補充品為主且善待身體、副作用也較少的治療法，但在接觸到新的檢驗方法時，我認為還是要由先自己親身體驗才行。

在引進新的營養補充品時，我也會親自服用，確認藥物的效果。之後，我也會請診所的工作人員協助檢驗並試用，以及收集相關數據，確定是否毫無問題並具有效果。

接著，進入下個階段後，我會請長年持續這項治療的患者協助，服用預定採購的營養補充品，以觀察症狀和檢驗數據的變化。確認效果且無副作用之後，才會採購進來作為提供給患者的營養補充品。

那麼，親自應用細胞分子矯正之後，我的異位性皮膚炎和花粉症又有什麼樣的變化及效果呢？

對我自己來說，幾乎是完全治癒。什麼程度的狀態才算是完全治癒？以異位性皮膚炎來說，如果不注意保養，右側的頸部就會產生搔癢或潮熱，觸摸起來感覺有點厚度，明顯產生異位性皮膚炎的症狀。就算如此，只要重新調整飲食，增加鋅或ＤＨＡ等營養補充品，皮膚就會慢慢改善。

也就是說，不會惡化到搔癢難耐，或是非使用類固醇藥膏的程度，只要利用飲食和營養補充品的變更，就可以明顯好轉，我個人把這種狀態視為完全治癒。

花粉症也一樣，現在已經慢慢的可以靠弱效的藥物對應。尤其花粉症已經藉由將維生素D維持在適當濃度的方式，獲得大幅改善。從兩年前開始，就算看到清晨新聞報導「今天的花粉情況很嚴重」，也不再需要擔心花粉飛散的問題了。當然，是在沒有戴口罩，也沒有戴眼鏡的情況下。

醫師親身實證，用細胞分子矯正竟痊癒

只要回頭和前一年比較，就會發現不管是異位性皮膚炎或是花粉症，都一定有所改善。那是每年必做的功課。

當然，初期的時候，就算曾經有好轉的感覺，中途仍會有時好時壞的情況。就算如此，只要和前一年的相同時期比較，就會發現每年都有改善。

在細胞分子矯正的門診裡，常有患者問：「這種飲食要持續到什麼時候？一定要攝取營養補充品嗎？」

面對這樣的問題，我總是這麼回答：「那就要看你把終點設在什麼地方了。」

如果針對難受的症狀，把「只要不用吃藥就好」這樣的程度設為終點，在達成這個目標之後，就可以停止細胞分子矯正了吧！或者，如果終點是「在不吃藥的情況下，自然入

睡，一夜好眠」也是如此。

同時，我也會告訴患者，「細胞分子矯正是只要持續實行，就一定每年都能有所改善的治療法」。因為經歷過異位性皮膚炎和花粉症的治療，所以我可以很有自信的這麼說。

甚至，細胞分子矯正同時也是可以增加抵抗力的治療法。就拿我自己來說，現在幾乎很少感冒。即便每星期有一天的普通內科門診，冬天總是有很多罹患流行性感冒的患者前來就診，但就算我沒有施打流感疫苗，仍然完全不會被傳染。最近幾年來也不曾發燒過。

另外，每年體重都會增加三公斤至五公斤，原本總是嚴格限制卡路里的易胖體質，也因為限制醣類飲食和細胞分子矯正療法而有了轉變，現在體重維持得很好，每年都可以穿相同尺寸的褲子。

這些都是開始實踐細胞分子矯正時沒有預料到的效果。不過，對於現在的狀態，我個人相當的開心。

大約從三至四年前開始，開始有人對我說「醫師的皮膚真好」，對於曾經因為異位性皮膚炎而被言語中傷的我來說，從未料到自己會有被稱讚「皮膚真好」的一天，這也是至今仍無法想像的喜悅經驗。

從患者那裡聽到相同的改善經驗時，我也相當開心，在那個瞬間，我總是慶幸自己能夠成為醫師、能夠接觸到細胞分子矯正。患者的經驗分享，便是我現在努力的原動力，這是相當明確的。

◇細胞分子矯正療法的實踐重點

- 明確設定自己的目標。
- 不光是期望的改善獲得解決，同時還能改善其他的問題。
- 只要持續，一定能獲得超乎期待的效果。

身體都在爭奪鐵，你吃對了嗎？

前面介紹了發展障礙的孩童、異位性皮膚炎的成人患者、有焦慮等精神症狀的患者，還有為異位性皮膚炎和花粉症等症狀的改善經過。

不知道大家是否有察覺到，這些患者都有接受優化「鐵代謝」的治療。

一般來說，只有被診斷為「缺鐵性貧血」的女性患者才會實施的鐵代謝優化，事實上在細胞分子矯正當中，這是非常重要的療法。

為什麼**鐵代謝的補償**是許多病理或症狀的改善，所必須且有效的治療法？同時，補充鐵的時候應該注意哪些，這裡就來詳細說明。

談論鐵的重要性時，必須先從地球誕生的歷史開始說起。

宇宙中有大量的鐵存在，包括太陽周圍的宇宙塵，這些塵粒在太陽的赤道面聚集成圓盤狀，並誕生了許多的行星。

我們的地球是太陽的行星之一，就是以這樣的方式在四十六億年前誕生。因此，若調查地球的物質重量比，就會發現鐵占了實際總重量的三四．六％。也就是說，地球是一個鐵塊，地球上的生物並不需要擔心鐵的不足。

地球誕生的當初，大氣中的氧氣分壓（Oxygen Partial Pressure，平均流體體積的氧氣量）較低，所以地球上的鐵大部分都是以二價鐵離子（Fe^{2+}）的形態存在。因此，許多生物的祖先都是為了把 Fe^{2+} 當成鐵利用而被創造出來的。

然而，之後的地球發生產生大量氧氣的藍綠藻（Cyanobacteria）異常，使氧氣分壓上升。結果，許多鐵被氧化，形成 Fe^{3+}。這種三價鐵離子不容易被生物吸收，所以儘管地球充滿了鐵，生物卻處在缺鐵的危險窘境裡。

因此，地球上的生物，不光是動物，就連植物，甚至是細菌，都必須面對缺鐵的問題，在一邊爭奪鐵的情況，一邊延續生命，繁衍子孫。

例如，植物的根和土壤中的細菌會持續不斷的爭奪鐵。反觀我們人類的身體也一樣，腸內細菌和我們的身體，也是在一邊爭奪鐵的情況下，一邊共存。

血基質鐵適合補充的理由

隨時處於缺鐵危險的人類，為了透過食物吸收蓄積在其他生物體內、易吸收的鐵，在腸道內備有鐵的輸送系統，因應缺鐵的問題。也就是透過血基質運鐵蛋白（按：血基質運

鐵蛋白，亦稱血基質攜帶蛋白、Heme Carrier Protein 1，簡稱 HCP-1）的特定蛋白質，來吸收動物性蛋白質所含的血基質鐵（二價鐵），以預防身體缺鐵的機制。

然而，人類在一萬年前才開始以農耕為主及定居。在此之前，人類都是透過狩獵方式取得食材。所以，**飲食情況的轉變導致血基質鐵（動物性蛋白質所含）的供給量驟減**。也就是說，因為農耕生活的轉變，使缺鐵問題成為人類共同面臨的營養障礙。

看到這裡，應該就可以理解，在補充鐵質的時候，為什麼血基質鐵會比蔬菜或穀物等富含的非血基質鐵（三價鐵）更受歡迎的原因了。

就像前面所提到的，因為人類的腸道有血基質輸送系統，所以可以有效吸收血基質鐵，但是，腸道內的壞菌則偏愛非血基質鐵。腸內如果充滿無法吸收的非血基質鐵，壞菌就會吸收那種鐵，進一步提高惡化程度，因此，如果持續服用一般臨床常用的鐵劑（非血基質鐵），就會引起便祕、腹瀉或噁心等消化器官症狀。

看過地球悠久歷史的來龍去脈之後，應該就能了解，為了改善缺鐵或優化鐵代謝，不使用非血基質鐵，而使用血基質鐵的重要性。

鐵也與消除活性氧的功能有關

鐵在使壞菌活性化的同時，也有產生活性氧自由基的危險性，因此，也有人認為不應該進行鐵質的補充。

可是，大部分位於體內的鐵，都會和運鐵蛋白的某種特異的蛋白質結合，或和乳鐵蛋白（Lactoferrin，廣泛存在於各種分泌液中，如牛奶、唾液、眼淚、和鼻涕）的醣蛋白質結合，不然就是以構造性穩定的血基質鐵存在，**並不會成為活性氧自由基的發生源**。

不過，部分以鐵離子存在的鐵，可能會成為活性氧自由基的發生來源。基本上，身體會嚴格調整以鐵離子存在的鐵含量，但是，當蛋白質代謝嚴重下降時，鐵結合蛋白的容許量就會超出，使鐵離子增加，就可能形成活氧自由基（O^+）。

這種狀況不是因鐵劑的經口攝取而引起，而是由鐵劑的注射或輸血所造成。因此，**即便有嚴重的缺鐵現象，仍然要盡可能採用食材或營養補充品等方式，這才是最重要的**。

誠如前面所述，雖然我們在網路等媒體資訊，經常看到鐵具有引發活氧自由基的危險，但實際上，鐵也與消除活氧自由基的功能息息相關。

體內產生的活性氧自由基當中，超氧化物（Superoxide）自由基的毒性相當高，必須立即消除。消除這種超氧化物自由基的酵素是超氧化物歧化酶（Superoxide dismutase，簡稱ＳＯＤ）。ＳＯＤ以和鋅或銅結合的Cu／Zu-SOD，或是和錳結合的Mn-SOD最知名，但除此之外，還有和鐵結合的Fe-SOD。也就是說，**一旦缺鐵，ＳＯＤ活性就會下降，就沒辦法消除超氧化物**。

另外，毒性較高的超氧化物會因ＳＯＤ被轉換成毒性較低的過氧化氫（H_2O_2），然後，過氧化氫會被含有血基質鐵的過氧化氫酶（Catalase）消除，進一步無毒化。也就是說，在消除活氧自由基的多數反應中，鐵是必要的分子。

包含Fe-SOD在內的ＳＯＤ活性較高的生物，壽命比較長，（請參見圖3-4，《為什麼人需要金屬？》櫻井

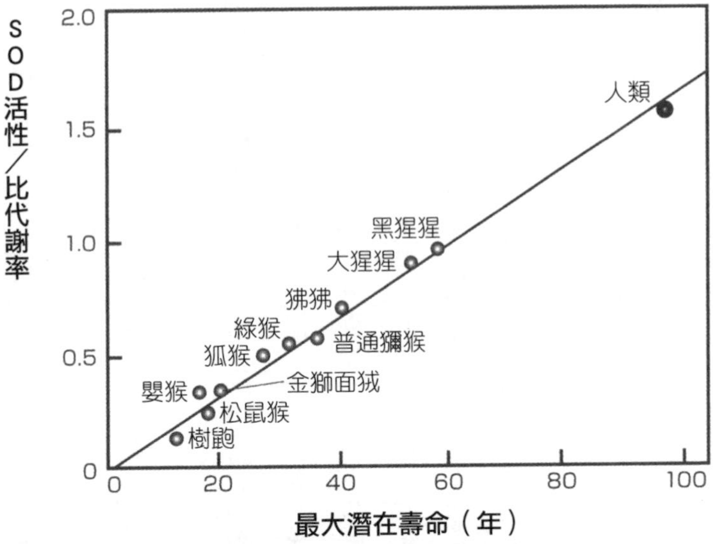

圖3-4　靈長類的SOD活性和最大潛在壽命

《為什麼人需要金屬？》櫻井弘著，講談社Blue Bucks

弘著，講談社 Blue Bucks）便是足以說明人類比其他類人猿長壽的根據之一。

在細胞分子矯正中，發炎的控制是相當重要的療法。這個觀念和減輕體內的氧化壓力（Oxidative stress，為避免細胞構造遭受自由基的傷害，人體發展出對抗自由基的抗氧化防禦系統）相同，加強消除活氧自由基的物質，盡可能減少體內的影響，就可以使蛋白質的代謝更順暢、預防老化、改善病理、減輕症狀。

因此，大家必須了解鐵代謝的改善是絕對必須的，就像前面所說的，鐵的補充主要利用運送血基質鐵的 HCP-1，再搭配吸收 Fe^{2+} 等二價金屬離子的路徑 DMT-1（Divalent Metal Transporter 1，簡稱二價金屬運輸體），就可以有效把鐵帶入體內，這是非常重要的。

血紅素的氧氣搬運、細胞色素（Cytochrome）的 ATP 產生和解毒作用、活氧自由基的消除，甚至如前面所記述的，與情緒和睡眠有關的神經傳導物質的合成等，都需要鐵，可說是攸關人類生命活動主幹的重要分子。希望大家能夠正確理解、評估，然後加以利用。

小腸是神之手——調節營養、鐵的吸收

基本上，營養補充品是以食材所含的營養素作為原料，所以主要都是從小腸吸收。就如同「神之手」這個稱號，小腸擁有相當驚人的調節能力。

小腸會對缺乏但需求較高的營養素，提高吸收效率；而體內貯藏足夠分量的營養素，則是調降其吸收效率，以避免產生過剩問題。

小腸對大部分的營養素都具備這種神奇功能，而鐵的吸收則是以小腸作為主要的調整器官。

許多的礦物質都是經由小腸吸收和腎臟排出，來嚴格調整體內的含量。可是，腎臟並沒有鐵的排出通路，所以暫時被帶進體內的鐵，也就沒有積極排出的通路。

因此，當體內的鐵貯藏量較少時，小腸會提高來自食材的鐵吸收率，當鐵貯藏量增多的時候，就會慢慢抑制吸收，然後，當貯藏量達到滿足時，來自食材的鐵甚至連一mg（毫克）都不會吸收。

實際上，一九九八年接觸到細胞分子矯正的時候，我的貯藏鐵量，也就是血清鐵蛋白值（Serum ferritin）是七七ng／mL，比成人男性略微偏低。

於是，我開始服用以動物性食材為主要來源的鐵的型態，也就是血基質鐵，當成營養補充品。結果，血清鐵蛋白逐漸上升，大約在一年之後變成一六〇ng／mL，我實際感受到疲勞感、發炎時的騷癢感都減輕許多。

之後，我仍然持續服用血基質鐵，結果，糞便的顏色逐漸變成黑色。這就代表透過營養補充品攝取的血基質鐵，沒有完全被身體吸收，隨著糞便一起被排出體外。於是，我就把原本一天三顆膠囊的血基質鐵服用量，減量為一天一顆膠囊，持續了一段時間。

結果，血液檢驗的血清鐵蛋白開始超過二五〇ng／mL後，即便只服用一顆血基質鐵膠囊，糞便仍然會呈現黑色，當超過二八〇ng／mL後，鐵蛋白（Ferritin）就完全不會再增加了。換句話說，從我個人的狀態便可得知，貯藏鐵達到飽和之後，小腸就會停止鐵的吸收⑲。

身體發炎指標之一：鐵蛋白

診斷缺鐵時，就一般情況來說，血清鐵蛋白是反應身體的鐵質含量的檢驗項目。所謂的鐵蛋白是，能夠把鐵儲存在內部的蛋白質，運送到腸道黏膜、肝臟、脾臟等全身的器官，以備缺鐵之用。

肝臟或腸道發炎、**罹患癌症**的時候，這種**鐵蛋白的數值就會上升**。也就是說，身體有發炎或癌症存在的時候，鐵蛋白就會顯示在檢驗結果。

以我個人的情況來說，我一直都是標準體重，平常沒有喝酒的習慣，並且持續實行限制醣類的飲食，所以沒有脂肪肝等肝臟發炎的問題，因此，鐵蛋白值可直接判斷成反應貯藏鐵量的值（按：屬個人案例）。

過去的報告指出，不論男女，**成年人的貯藏鐵大約一千毫克**便達到飽和。而相當於一千毫克貯藏鐵的鐵蛋白值（以一定比例，從貯藏端的器官或組織洩漏至血液中，可藉由血液檢驗測量出的鐵蛋白值）大約是八〇～三〇〇 ng／mL，有很大的個人差異。

也就是說，當鐵蛋白值的檢驗結果超過三〇〇 ng／mL，或是其他相關項目可明顯看出缺鐵，卻只有鐵蛋白值呈現不對等的高值時，即便鐵蛋白值的數值在三〇〇 ng／mL 以下，仍必須懷疑可能有發炎問題存在。

就像我持續攝取血基質鐵長達八年，當鐵蛋白在二八〇 ng／mL 達到飽和之後，身體就不會再吸收鐵一樣，正常來說，鐵只要是經口攝取，小腸的神之手就會抑制吸收，就不用擔心產生過剩症的問題。

然而，如果以營養補充品的形式，攝取化學合成的胺基酸螯合鐵（與胺基酸緊密結合，呈穩定狀態的鐵離子。如甘胺酸亞鐵等），人類原本用來預防鐵過剩的神之手調整，就會呈現失效的狀況。

最近，民眾可以透過網路取得許多資訊或商品，使用者的選擇變得更加自由。胺基酸螯合鐵的普及也一樣，或許只要沒有搞錯使用方法，就不會有什麼問題，但是，人的身體並不是只要鐵蛋白上升，就能使缺鐵的問題獲得解決。在這個時候，我會頻繁的觀察唯獨鐵蛋白呈現異常高值的患者的血液檢驗數據，然後開始憂心。

有個患者服用透過網路購買的人工合成胺基酸螯合鐵，他來診所就診，進行血液檢驗後發現，其鐵蛋白超過一〇〇〇mg／mL。以教科書的論點來說，這是有癌症疑慮的檢驗結果，相當令人震驚。

以這種情況來說，患者必須馬上停止服用螯合鐵。之前我也有遇過，服用由甘胺酸（Glycine）製成的人工合成胺基酸螯合鐵，使鐵蛋白呈現異常高值的患者，當時也是立即停止服用胺基酸螯合鐵。這是因為，鐵呈現過剩狀態時，因為沒有能夠積極排出的通路，所以要花費相當長的時間，才能使鐵蛋白恢復正常。

如果鐵質過剩，有時會使包含血鐵質（Hemosiderin）在內的色素沉積在牙齦等部位，有時則會成為活氧自由基的來源，因而出現許多副作用。

也就是說，營養素的吸收良好，也會造成身體的負擔。在這裡，大家也必須了解，細胞分子矯正最重視的原則是，以盡可能天然（Crude）的前驅物（Precursor）型態攝取的重要性。（按：天然前驅物型態，天然來源非人工合成，如酵母鐵）

另外，雖然血液檢驗數據也可以拿來詳細評估鐵代謝，但是偏於鐵蛋白的判斷，不是會導致鐵代謝的錯誤評估，就是會像前面所介紹的病例（C先生）那樣，明明需要持續補充鐵，卻被判斷成不需要，或者一股腦的增加超出必要量的貯藏鐵，卻導致體內的鐵利用下降。

人工合成胺基酸螯合鐵，造成鐵的過剩

介紹某個患者的檢驗數據。

這名患者是三十歲的女性，她透過網路收集資訊，購買含有人工合成大量胺基酸螯合鐵的營養補充品。之所以來本院就診，是因為想了解營養補充品的效果，以及對自己的身體狀況有疑惑，所以才希望來本院檢驗。

初診時的數據是鐵蛋白三九〇ng／mL。從其他的數據，看不出有脂肪肝等問題，甚至，以血清鐵一二二μg／dL、不飽和鐵結合能力（Unsaturated Iron-Binding Capacity，簡稱UIBC，請見第六章）九一μg／dL的數據來看，鐵蛋白值有鐵質過剩的疑慮。

只要利用原本就存在於小腸黏膜的鐵吸收路徑，藉由小腸的調整，應該不會引起鐵質過剩的問題，由此結果可得知，即便採用經口攝取，人工合成的胺基酸螯合鐵，仍然會略過小腸的調整，而直接被吸收。

之後，我請她停止服用胺基酸螯合鐵三個月，再次檢驗之後，鐵蛋白下降至二七八ng／mL，而血清鐵是一〇四μg／dL、不飽和鐵結合能則是一一二μg／dL。

關於這些數據的解釋，我在這裡並不做詳細的說明，但根據患者這段期間的月經情況，我發現表示貯藏鐵量的鐵蛋白有平緩下降的傾向，因而可判斷出患者的身體還處於鐵

質過剩的狀態。

再重申一次，對人體來說，鐵是相當重要的礦物質，卻沒有積極排出的路徑。大家都知道鐵質過剩會引起許多弊害，請務必要特別注意。

更何況，我們的身體本來就沒有因應來自食物的鐵質會有過剩的問題，所以沒有排出鐵質的路徑。這就是一味追求吸收效率的營養補充品，可能成為其他健康疑慮的例子。

非血基質鐵吃太多，礦物質就不夠

這裡我想針對鐵質的話題，再多聊一些基礎相關的內容。

因為大力水手卜派的關係，說到富含鐵的食材，或許很多人都會聯想到菠菜。誠如前面所說的，鐵主要有菠菜、梅乾等植物性食材所含的非血基質鐵（Nonheme iron），以及紅肉或豬肝等動物性食材所含的血基質鐵。

而**由化學合成的胺基酸螯合鐵**，**這並不是血基質鐵**，如果硬要分類的話，應該屬於非血基質鐵，但它在體內被吸收的路徑，和存在於自然界的非血基質鐵不同。

前面曾經提過，血基質鐵是藉由專門吸收血基質鐵的運送路徑 HCP-1（血基質攜帶蛋白），被小腸黏膜吸收。而非血基質鐵則是除了鐵，同時也透過吸收許多礦物質的 DMT-1

（二價金屬運輸體），被小腸黏膜吸收。

HCP-1 和 DMT-1 是位於小腸黏膜細胞膜的運輸體蛋白質，負責在細胞內調整合成量。

一旦鐵質過剩，DMT-1 馬上會從黏膜細胞膜內於化至細胞內，防止非血基質鐵被吸收。

然而，事實上 DMT-1 並不是只吸收鐵的運輸系統，所以如果鐵質過剩導致 DMT-1 的作用下降，其他重要礦物質的吸收也會下降，形成鐵以外的礦物質不足的原因。

基本上，人類的腸道本來就是把血基質鐵當成鐵來吸收，而**非血基質鐵的補充**則是為了**避免其他礦物質失衡**，這一點十分重要。

甚至，最近終於有研究發現，前面曾提到的人工合成胺基酸螯合鐵，原本就是不存在於自然界的型態，因而無法被這些運輸系統或路徑所吸收。

從這點便可了解，**動物性蛋白質最具代表的紅肉是非常重要的食材**。

據說，鮑林博士總是強調，要隨時經口攝取略多的營養素，剩餘的工作就交給神之手，也就是腸道吸收，這是非常重要的事情。不過，所有攝取的營養補充品，都要以食材所含的天然型態為前提。

第四章

健康飲食是「吃對分子食物平衡」

1 最佳飲食：不是營養均衡，而是「分子食物平衡」

在細胞分子矯正的觀念中，若要把身體的自癒力發揮至最大，同時改善癌症等疾病或症狀，「最佳飲食」是絕對且必須的方法。

所謂的「最佳飲食」不是指對身體有益的飲食，也不是均衡的飲食。

甚至，在細胞分子矯正的觀念裡，某人的「最佳飲食」，對另一個人來說，未必是「最佳飲食」。

另外，對某人來說，即便現在是「最佳飲食」，未來也不一定仍是「最佳飲食」。

也就是說，**所謂的「最佳飲食」是指，對某個時期的某個人而言的最適合飲食。**

因此，依據不同的時期，評估個人差異與消化吸收狀態，然後找出「最佳飲食均衡」——「分子食物平衡」，是非常重要的關鍵所在。

就像這樣，即便有個人差異或是同一個人，「分子食物平衡」仍會因當時的身體狀態與健康程度而有不同，不過還是有共通的要點，如下列所示。

○為了改善病理或症狀，以抗老或理想的健康狀態為目標，必須有足夠的卡路里。
○重要的營養素是蛋白質，需要的量比一般飲食要更多。
○在脂質攝取方面，要了解脂肪酸的特徵，並加以應用。
○維生素和礦物質應攝取必要的分量。
○應重視血糖值的變動，以及胰島素分泌的控制。

本章節就來介紹分子食物平衡的要點吧！

2 卡路里過低，補再多營養素都無法自癒

「活著」有各種不同的定義。

其中，最根本的定義（現象）是「細胞產生ATP」。

換句話說，就是「細胞製作出ATP→細胞活動→產生個體」的循環。

所謂的ATP是指「腺苷三磷酸」（adenosine triphosphate），是我們的身體和腦部活動所需能量的基本物質。

醣類、脂質、蛋白質，是人體熱量的來源，因此被稱為「三大營養素」。ATP是人類生存所不可欠缺的物質，所以身體會經常利用三大營養素來製造ATP。

如果來自飲食的卡路里不足，蓄積在我們身體內的醣類、脂質、蛋白質就會被消耗（異化），使體重減輕。

另外，三大營養素的飲食均衡，也是許多患者常見的問題。在細胞分子矯正的觀念中，為了改善疾病或症狀，最重要的就是促進蛋白質的代謝，但事實上，依攝取卡路里的高低差異，**飲食所含的蛋白質使用效率，也會有極大的不同**（下頁圖4-1）。

從圖4-1可看出，攝取相同的蛋白質時，高卡路里的蛋白質利用效率相對較高。也就是說，整體攝取較多卡路里的人，在相同氮量的情況下，其利用效率較高。

所以，如果要有效利用攝取的蛋白質，就要想辦法從蛋白質以外的營養素獲得更多卡路里。因此，蛋白質的利用效率，也會因醣類或脂質的卡路里供給而有所不同。

另外，卡路里和營養素的利用效率，不僅限於蛋白質。

現在，由於健康和營養相關資訊充斥，許多人都開始攝取對身體十分重要的**ω-3系列脂肪酸**（按：不飽和脂肪酸，僅能在植物中合成，因此以食

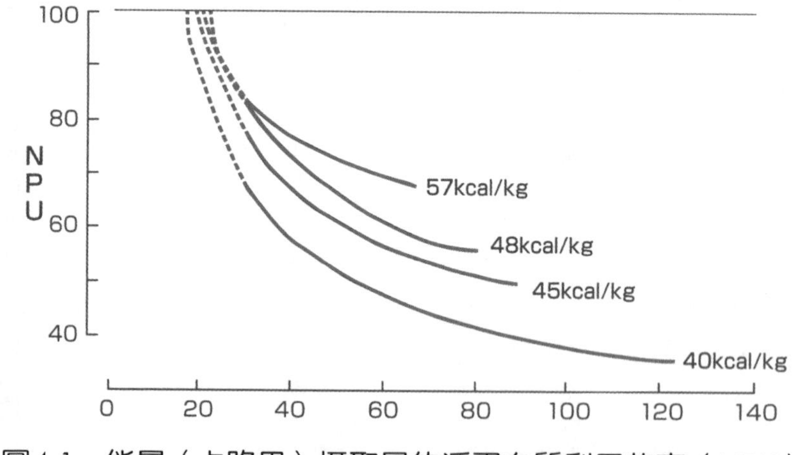

圖4-1　能量（卡路里）攝取量的淨蛋白質利用效率（NPU）

〔Kishi et al., J. Nutr., 108, 658(1978)〕
淨蛋白質利用效率（NPU）是指，攝取的蛋白質（氮），有多少比例被當成身體的蛋白質（氮）保留下來。以相同的蛋白質攝取量來說，攝取的卡路里越高，利用效率就會更好。

物攝取為主，具減緩發炎等生理功能），並透過紫蘇油或亞麻仁油，甚至是營養補充品攝取EPA／DHA。這些重要的**脂肪酸**也一樣，在攝取卡路里偏少的失衡狀態下，營養素就會被用於ATP，導致無法發揮ω-3系列脂肪酸的優異功能。

少吃醣類，留意補充好脂肪

為了改善疾病或症狀，我們所攝取的蛋白質，必須合成全新的蛋白質，才能被有效利用，但若要讓有益的脂肪酸在身體充分發揮效果，該怎麼做才好？

為此，**以細胞分子矯正有效控制來自醣類和脂質的卡路里供給**，是最重要的。

以多少的比例，把醣類和脂質當成卡路里來源，才是最佳平衡？恐怕沒有絕對的答案。因為答案會因為「目的是什麼？」、「當時的代謝狀態如何？」等條件而有不同。

在細胞內製造ATP的關鍵是，檸檬酸循環（Citric Acid Cycle，簡稱TCA循環）的生物化學反應迴路，請參圖4-2（第一五九頁）。

TCA循環的起點是乙醯輔酶A（acetyl-CoA）和草醯乙酸（Oxaloacetic Acid）。乙醯輔酶A可以在脂肪酸β氧化（分解）的過程中，從脂質順暢的供給，但是，草醯乙酸則需從胺基酸代謝來供給，或是醣類代謝所產生的丙酮酸（Pyruvic acid）。

以細胞分子矯正來說，關鍵就是避免蛋白質被用於ATP的生產，為了讓TCA循環正常運作，有效製造出活動所需的ATP，很多患者都需源自醣類的丙酮酸。

然而，這些患者如果**突然改採限制醣類飲食，就會像電池電力耗盡那樣**，身體和腦部都會變得無法動彈。**可是，當狀態恢復之後，TCA循環就會再次順暢運轉，源自醣類的丙酮酸供給需求就會減少**，形成不受醣類攝取狀況影響的身體。

在限制醣類飲食獲得大眾認同的同時，其利弊其實也曾引起熱烈討論。不過，從細胞分子矯正的觀點來看，答案應該呼之欲出吧！

對於TCA循環無法正常運轉的人來說，他們需要靠醣類供給作為TCA循環的起點，而狀態正常的人則不需要。

在不同於卡路里的領域裡，醣類攝取總是和胰島素的分泌脫不了關係（按：胰島素是一種儲存荷爾蒙，會把碳水化合物變成脂肪儲存起來；攝取越多醣類，血糖就會越高，因而導致胰島素上升、儲存更多脂肪）。若是以增加肌肉量為目的，就要利用醣類攝取所分泌的胰島素，刺激蛋白質合成作用，就可以有效增加肌肉。

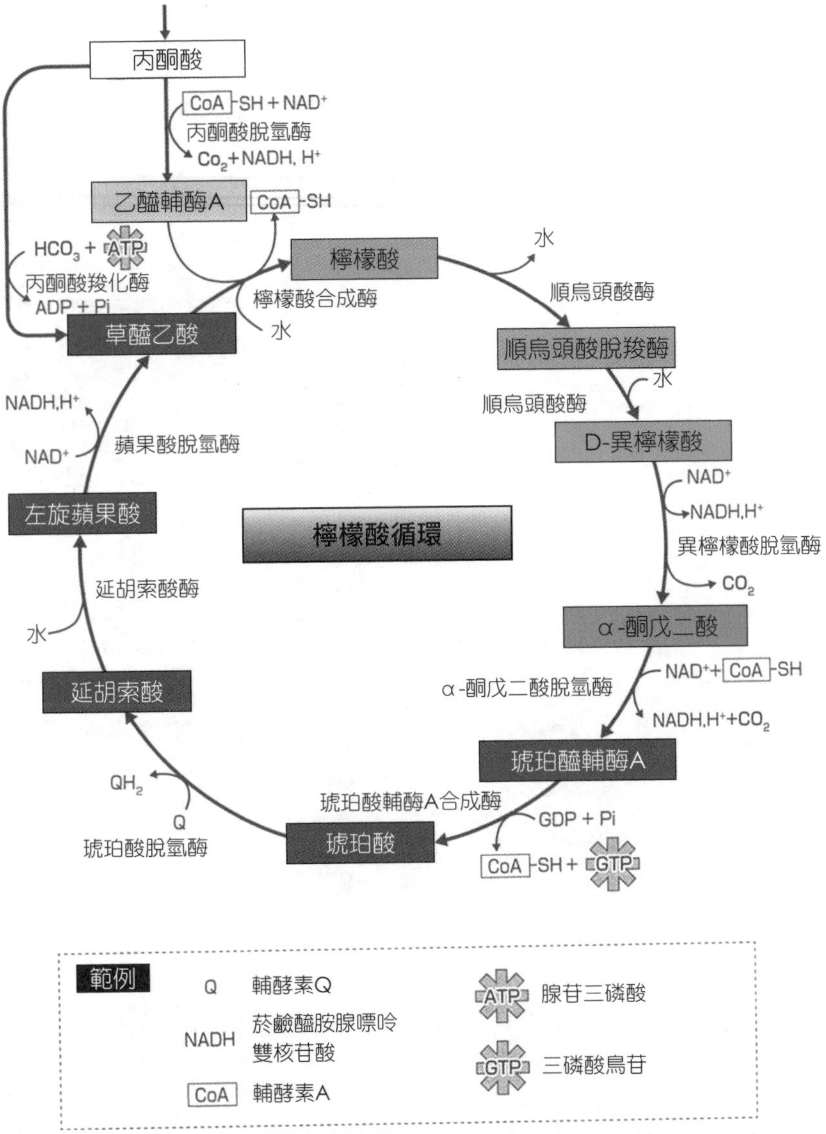

圖4-2　製造ATP的檸檬酸循環（TCA循環）

◇細胞分子矯正的卡路里要點

· 生命活動所必須的能量由ATP製成。

· 三大營養素（葡萄糖、蛋白質、脂肪）的主要功能：ATP的能量轉化來源。

· TCA循環屬粒線體（Mitochondrion），可大量產生ATP（按：細胞內約九〇%的能量ATP都由粒線體產生，而為了產生ATP，粒線體必須消耗氧氣）。

· 為了使TCA循環正常運作，患者不能缺氧（貧血）。

· 維生素B_3與TCA循環的所有反應有關（按：維生素B_3作為TCA循環的輔酶，會影響神經細胞中膜的通透性）。

3 攝取蛋白質過量與過敏的形成

我們的身體會不斷的重複異化和同化（破壞和建設），隨時藉由細胞的汰舊換新，維持組織和器官的型態，同時提升功能。可是，儘管身體不斷的進行破壞、建設，昨天和今天的自己，在外觀上仍沒有任何變化。

這種反應稱為「動態平衡」（Dynamic Equilibrium），這種動作的反覆，是活著的條件之一，因此被稱為整體平衡狀態（Homeostasis）。

也就是說，就細胞分子矯正的觀點來說，就是**把功能下降並造成組織或器官負擔的問題細胞等加以破壞，然後再替換上新的細胞**，藉此改善疾病或症狀。因此，透過飲食或營養補充品來補充必要物質，便是細胞分子矯正基本的飲食概念。

整體平衡狀態就從破壞導致疾病或症狀的物質（主要是蛋白質）開始。也就是說，先從異化開始，然後再從遭破壞的分子中，積極回收可再次利用的分子。

這種反應在生物體內被稱為「自噬作用」（Autophagy），由東京工業大學的大隅良典教教授所提出，並於二〇一六年榮獲諾貝爾獎，因而聲名遠播。

自噬作用不僅會破壞不需要的蛋白質，同時，也會從破壞的蛋白質取得改善疾病和症狀所需的胺基酸，具有相當重要的作用。

然而，當自噬作用過於活躍的時候，就會有更多的組織被異化，因而導致身體的營養狀態惡化。

最近很流行，藉由長時間絕食的禁食（Fasting）來巧妙活用自噬作用。就算減少來自飲食或營養補充品的蛋白質攝取量，身體仍可藉由再次回收利用的胺基酸，有效利用蛋白質，因此，需要的蛋白質仍然會足夠。

然而，對於來診所就診，有長期營養障礙的患者來說，減少異化並增加同化，通常是改善病理最重要的第一步，所以也有很多情況並不適合促進自噬作用。

因此，健康狀態和異化亢進的慢性疾病患者，雖然在代謝方面完全沒有異常，但在禁食方面，還是無法做出一致性的評估或檢討。

高血糖會抑制白蛋白合成——請限醣（低碳水化合物）

蛋白質會在全身的細胞中被積極合成，而大部分的蛋白質都是由肝臟合成。

其中，最重要的蛋白質是「**白蛋白**」（Albumin）。它是蛋白質在肝臟的合成狀態的指標，也是**血液檢驗測量的必備項目**，同時更可幫助我們**了解身體的營養狀態**。

蛋白質的攝取會刺激肝臟進行白蛋白合成，而高血糖狀態等血液滲透壓的上升，則會抑制白蛋白的合成。也就是說，若要製造出重要的白蛋白，就要透過低醣飲食來抑制血糖值上升，同時攝取足夠分量的蛋白質，這便是關鍵。

蛋白質吃太多消化不良，怎麼辦？

關於蛋白質，許多人總是擔心攝取過量的問題。由日本厚生勞動省的所發布的「日本人的飲食攝取標準」，並沒有設定蛋白質的上限攝取量（Tolerable Upper Intake Level）。因此，上限攝取量必須根據蛋白質過量，所產生的健康問題進行評估。可是，目前並沒有任何報告，可以作為制定蛋白質上限攝取量的依據。

實際上，增加蛋白質的攝取量，之所以會導致身體不適，主要是因為蛋白質的攝取量超過身體可以消化吸收的範圍，進而導致腸內環境惡化。

這個時候，就需利用**消化酵素**，來幫助食材所含的蛋白質被人體有效消化、吸收，因而促進腸道黏膜健康。反之，**如果蛋白質無法在小腸被消化吸收殆盡**，未消化的蛋白質就會被運送到下半部的消化道，也就是大腸；而棲息在大腸的大量腸內細菌會促進發酵，在腹部內增加氣體，從而引起腹部膨脹感，並且**加劇氣體（屁）的臭味**。

產生這種反應的時候，細胞分子矯正的做法是，**暫時減少蛋白質的攝取量，或者是合併服用消化酵素**，藉此增加蛋白質的吸收量。也就是說，若要提高細胞分子矯正的效果，蛋白質代謝的改善扮演著相當重要的角色。

增加蛋白質攝取，但避開過敏原

攝取蛋白質時，有一件事情必須注意，那就是避免造成過敏。就如前面所提及的案例，這種過敏並不是一般常見的過敏類型（IgE；急性過敏），而是前面提過的**遲發性過敏**（IgG）。

遲發性過敏通常和攝取食材的頻率有關，如果經常食用某一種食物，就容易產生過敏。也就是說，為了增加蛋白質的攝取量，而頻繁攝取相同的食物是很危險的。

一般來說，冰箱內常見的食材，大多是蛋白質的主要供給來源。其中最具代表性的就是雞蛋、乳製品、大豆製品，但在這些食材當中，尤其以乳製品需多加注意；若吃太多，容易刺激腸道黏膜造成發炎反應。

其他，像是富含益生菌（Probiotics）的優格，是許多人的保健品，由於牛奶中所含的酪蛋白最容易造成過敏。所以我建議補充發酵品的型態，也建議**把乳酸菌或比菲德氏菌**等當成益生菌補充品攝取，或是**透過泡菜、野澤菜**（按：類似臺灣的芥菜）**等發酵食品，就可以避開乳清蛋白**，同時也能攝取食物纖維。

細胞分子矯正的創始人賀弗博士，對飲食相當注重。他曾經在加拿大維多利亞港的飯店餐廳請我吃晚餐，而在那間餐廳裡，賀弗博士對易過敏食材很有一番見地。

在國外，遲發性食物過敏已有相關醫學證明，許多蛋白質營養補充品所用的原料，也都**避開了酪蛋白、乳清蛋白和大豆蛋白**。因為我們每天都必須攝取蛋白質製劑，所以仍盡量避開過敏原才行。

除此之外，還有另一種方法。就是不管是乳清蛋白或是大豆蛋白，為了避免形成過敏原而採取低分子加工的做法。可是，把原料進一步低分子加工，需要技術也需要成本，所以一般的蛋白質營養補充品，幾乎不會採用這種方法。

依蛋白質種類的不同，有不容易形成過敏原的，也有帶著過敏原的蛋白質。最具代表性的就是，用米作為原料的**米蛋白（低過敏性）**，或是**以豌豆作為原料的蛋白質製劑**。

只要先了解形成各種蛋白質的胺基酸組成特徵，再根據其特徵來挑選作為過敏對策的蛋白質營養補充品即可。

◇細胞分子矯正的蛋白質代謝要點

・為了維持身體的恆定性，必須攝取足夠的蛋白質。

・禁食有時會造成蛋白質代謝惡化。

・攝取蛋白質所造成的不適，是因為無法被身體消化吸收。

・為了預防過敏，避免單一攝取相同的蛋白質。

・乳製品所含的酪蛋白和小麥製品所含的麩質，會刺激腸道黏膜，容易引起過敏，須特別注意。

4 減醣，你減對了嗎？

在醣類的攝取中，最須注意的是，不要讓血糖值過度上升。血糖值尖峰或是餐後高血糖的狀態（血糖值在餐後上升至一四〇mg／dL以上），儘管在傳統的糖尿病診斷標準中無法看出，但因為會形成動脈硬化引起的心臟問題或腦中風等，所以仍必須多加注意。

另外，在血糖值尖峰或大量攝取醣類食物後，會刺激胰臟分泌胰島素，反而造成飯後二至四小時後血糖的快速下降。這種反應不只會引起自律神經失調、心悸、頭痛、肩頸僵硬、手腳麻痺等身體症狀，同時也會引起不安、焦慮、焦躁感或抑鬱感等精神症狀。

不管怎麼說，**一般的飲食生活，很少有醣類不足的問題**。換句話說，**一般人都是高醣飲食（以澱粉為主）**。

那麼，高醣飲食為什麼會罹患肌肉流失的疾病呢？

以蛋白質的情況來說，如果整體的攝取量減少，就會引起「夸西柯病」（Kwashiorkor）的蛋白質缺乏症（按：營養不良的症狀，因蛋白質不足，造成脂肪與肌肉組織耗損）。蛋白質不足會使手腳變細，但因為有脂肪肝，所以腹部會呈現外凸的膨脹狀態，經常讓人聯想到落後國家只能吃玉米粉的孩童身形。其實，這是**因為蛋白質不足，無法使脂肪從肝臟順利排出**，所以儘管體型偏瘦，還是會有脂肪肝的問題。這是營養失調的一種。

另外，胺基酸是組成蛋白質的最小單位，在體內無法合成，必須從飲食中攝取，我們稱之為「必需胺基酸」。

脂質同樣也有「必需脂肪酸」，必需胺基酸或必需脂肪酸的不足，會引起各種不同的症狀。

近幾年，減醣飲食廣為人知，被應用在糖尿病的飲食療法或減肥瘦身都相當常見。以限制醣類的程度來說，一天的醣類攝取量有些甚至連二十公克都不到，這個數值連日本厚生勞動省建議醣類量的十分之一都不到。

這麼嚴格的限制醣類，真的不會對健康造成危害嗎？

減醣減過頭？不適，來自於其他原因

東海大學的大櫛陽一名譽教授，以隸屬於「零醣類飲食研究會」的會員為對象，實際做了實驗[8]。

零醣類飲食研究會的會員，持續實施一餐醣類量五公克以下的飲食法，所以一天的醣類量未滿二十公克。自願參加實驗的人平均年齡為六十二歲，零醣類飲食平均實施了四年左右。

所有自願者都是以治療第二型糖尿病、異常血脂症（高脂血症）、肥胖等疾病為目的，開始採用這種飲食法。以年為單位並持續嚴格限制醣類，這樣的數據是相當珍貴的。

透過這項實驗發現，協助研究的對象，包含腦部在內的身體活動能量，幾乎都是利用來自於脂質的乙醯輔酶A。另外，也從結果得知，細胞內沒有粒線體，只能利用來自醣類的葡萄糖的紅血球和一部分的白血球所消耗的醣類量，大約是二十公克左右，正好和這些受驗者的飲食所含的醣類量相符合。

也就是說，我們的身體，包含腦部在內，並非完全仰賴來自於食材的醣類作為活動的能量來源。

如果減少醣類攝取量，身體會藉由糖質新生作用（Gluconeogenesis），供給身體所需的葡萄糖，所以理論上來說，並不會發生醣類缺乏症狀[20]。也就是說，因**限制醣類飲食而**

8　大櫛陽一等人「比起作為能量來源的醣類，腦部更愛酮體」《日本抗老化醫學會總會程序與抄錄集》，二〇〇九年。

感到身體不適時，並不是因為醣類不足所致，而是更為複雜的血糖值控制，或胰島素分泌異常所伴隨的自律神經問題，甚至意味著仰賴醣類的身體或組織，來不及藉由糖質新生作用製造出身體所需要的葡萄糖[21]。

以分子食物平衡的觀念來看，**醣類的攝取量並沒有所謂的最佳平衡。最理想的平衡是，①依攝取的醣類，穩定控制血糖值之外，自律神經也不會失調，以及②**實施醣類限制時，身體把酮體當成主要的能量來源而轉變，並且可自行藉**由糖質新生作用**製造出最小需求的葡萄糖。也就是說，**不管有沒有攝取醣類，都不會對身體或腦部造成影響的狀態，便是最理想的醣類代謝**。

病例 四十歲的T小姐——看似甲狀腺功能低下，其實是醣類代謝問題

這裡來介紹某患者實施限制醣類的原委和經過。

雖然可能有點冗長，不過，應該可以從這個病例充分理解代謝逐漸改善的經過。甚至，也可以從中學習到，凡事只要堅持持續，人就會改變。

患者是目前四十歲的T小姐。

T小姐生產後，從三十歲左右便經常感到腸胃不適、食慾不振。之後更有憂鬱症狀，

容易暴飲暴食，三餐變得很不規律。雖接受過心療內科的投藥和諮詢治療，卻無法獲得充分的改善，當時也被內科診斷為「甲狀腺機能低下症」（Hypothyroidism，因甲狀腺不足，導致心悸、便秘、怕冷、體重增加等症狀）。

在她收集飲食與營養的相關資訊後，最後接觸到大自然長壽飲食法。因為大自然長壽飲食法讓她的身體狀態和心靈實際感受到短暫性的改善，所以T小姐便更嚴謹的持續實行大自然長壽飲食法。結果，體重下降、經期不定，甚至曾長達一年沒有月經。

到了三十四歲之後，每到下午，不是乏力無法動彈，就是會有突然想吃什麼的衝動。經內科的血液檢驗發現，T小姐的白血球數減少至兩千毫米，甚至呈現低血糖，同時也在專攻低血糖症的某家醫院，接受了兩小時的葡萄糖耐量試驗（按：Glucose Tolerance Test，指要求被測試對象在空腹情況下喝下七十五公克無水葡萄糖，然後在兩小時測試血糖變化情況）。

從結果發現，T小姐攝取七十五公克的葡萄糖，血糖急遽攀升至最高值，之後，胰島素大量分泌，結果二小時後的血糖呈現比空腹時更低的低血糖。

通常，葡萄糖攝取後的低血糖，大多發生在三、四小時之後，所以必須實施五小時的葡萄糖耐量試驗才能診斷低血糖症，但患者屬於重度低血糖症，所以二小時後就呈現出低血糖狀態。

T小姐在查詢低血糖症的治療時，接觸到限制醣類飲食。於是，原本實踐大自然長壽飲食法的T小姐，便採用與過去截然不同的限制醣類飲食。總之，希望改善難受症狀的強烈意志，讓她放棄了持續數年的大自然長壽飲食法，改採全新的低醣飲食方法。

就算斷醣，瘦子依舊脂肪肝

低血糖症狀一旦變得嚴重，光是限制醣類，多半無法有效改善症狀。為了修復自律神經的作用及調整血糖值變動，人體必須攝取足夠的必要營養素，以及透過運動或良好的生活習慣來改善。

在醫師的指導下，T小姐進行了幾乎斷醣的限制醣類飲食，卻沒有獲得根本性的改善。在進一步上網搜尋後，她在二〇一一年七月找到了我的診所（新宿溝口診所），於是便前來就診。

到本院初診時，T小姐的BMI只有一五kg／㎡，屬於過瘦（按：BMI指數一八．五至二四為標準體重；大於或等於二十四，為過胖）。即便月經不順，她仍持續實施以肉食為主的限制醣類飲食。初診時的數據，T小姐的白血球數低於三千毫米，在月經不順的情況下，更曾有過停月經數個月的情況，儘管月經造成的出血僅是少量，T小姐卻有**缺鐵以及重度的鋅缺乏**。

另外，儘管T小姐BMI只有一五kg／㎡，卻疑似有脂肪肝的問題。雖然飲食幾乎都是以肉類為主，但身體實際的肌肉量卻不多，體內合成蛋白質的能力也趨於下降。也就是說，通常只要透過限制醣類飲食就可獲得改善的問題點，依然持續存在。

若要獲得細胞分子矯正的效果，使蛋白質的分解代謝和合成順暢，是非常重要的事情。只不過，要達到成這個目標，前提是必須透過飲食來攝取充足的蛋白質，但並**不是量夠就可以**了，**提高消化道吸收效率也很重要**，而且為了使吃下的蛋白質順利轉換成全新蛋白質，以達到改善病理或症狀的目的，就必須**有更多的維生素和礦物質**才行。

儘管T小姐持續實施幾乎只吃肉的高蛋白質飲食，卻呈現蛋白質代謝不佳、肌肉量少、皮膚狀況也不好，傷口癒合速度更慢的狀態。

纖瘦又沒有攝取醣類的T小姐，為什麼會有脂肪肝？我們先試著從這個部分來看吧！

蛋白質代謝下降，脂肪留在肝

一是腸內環境的惡化。前面已經說明過，腸道具有吸收必要營養素、排除有害物質的功能，而肝臟就是主要的解毒器官，對身體的有害物質進行排毒。

位於身體外界和內界的腸道和肝臟，攜手形成生物體的防線，我們將之稱為「腸肝軸」。（按：源自腸道的營養物質、毒素等，在肝內清除有害物質後會再被運送到全身）基於上述觀念，過去一直找不到原因，「非酒精性脂性肝炎」（NASH）的脂肪肝病理才終於被理解。**也就是說，腸內環境惡化，有害物質和發炎性物質被運送至肝臟，也是造成脂肪肝的原因。**如果有發炎性物質，就會形成胰島素抗性，使脂肪容易囤積在肝臟。

還有另一個可能性，脂蛋白（具有在血液中搬運脂質的作用）的合成會降低。

肝臟的代謝中間產物，也就是乙醯輔酶A，會合成出許多物質。尤其，乙醯輔酶A會在肝臟裡合成為中性脂肪，這種中性脂肪會透過同樣在肝臟內被合成的一種脂蛋白，以溶於血液的型態進入血液裡面，被搬運至全身組織作為能量來源。

也就是說，如果**蛋白質代謝下降**，導致脂蛋白無法合成，中性脂肪無法被運送，就會被蓄積在肝臟，**形成脂肪肝**。同時，血液中的中性脂肪也會變低。

以T小姐的情況來說，造成脂肪肝的原因即有可能是，不均衡的飲食生活或念珠菌性腸炎等所造成的腸內環境惡化，以及蛋白質代謝下降而造成的肝臟脂肪。

有脂肪肝，就無法調整血糖值

接著，根據T小姐的葡萄糖耐量試驗，我們來檢視脂肪肝和血糖值的調節障礙。

飲食所含的醣類，基本上會被分解成葡萄糖或果糖等物質，然後再加以吸收。接下來，我將針對葡萄糖的代謝和肝臟來進行說明。

由食材所含醣類製成的葡萄糖，會先在小腸被吸收，之後再經由「肝門靜脈」（Hepatic Portal Vein）的血管，被運送至肝臟。

其實，當肝臟沒有問題時，只要有適當分量的葡萄糖，大部分的葡萄糖都會被帶到肝臟，血糖值並不會有太大的變動。也就是說，攝取醣類，之所以會使血糖值急遽上升，是因為肝臟在短時間內吸收了無法負荷的葡萄糖，才會使循環全身的血液裡面的葡萄糖濃度，也就是血糖值急遽上升。

葡萄糖會在肝臟合成肝糖（Glycogen），而貯存起來；當血糖值下降時，肝臟會立刻分解肝糖，將之轉換成葡萄糖，以防止低血糖。

也就是說，肝臟會利用肝糖合成等方式，預防急遽的血糖值上升；血糖下降時，肝糖也具有合成葡萄糖，預防低血糖的調節作用。

T小姐在攝取七十五克的葡萄糖之後，進行調查血糖值變動的葡萄糖耐量試驗，結果，因為有脂肪肝，所以葡萄糖幾乎不會被帶進肝臟（在餐後的狀態下，就算沒有胰島素，葡萄糖仍會被帶進肝細胞裡面，但如果有脂肪肝，就無法帶入葡萄糖），導致血糖值急遽上升。然後，身體會針對急遽上升的血糖值，分泌出大量的胰島素，因而導致反應性血糖值下降，甚至，因為肝臟裡面沒有貯藏肝糖，所以就會呈現低血糖狀態。

胰島素的運作，和礦物質營養素有關

胰島素分泌的調節也和許多營養素有關。

其中，以營養素鋅特別重要，但T小姐卻有嚴重的「鋅缺乏」，這會降低胰島素的反應，使胰島素阻抗狀況變嚴重，導致胰島素分泌失調。

以其他的營養素來說，維生素D、鎂、鈣等營養素的失衡，也會造成胰島素分泌失調。

我請T小姐**攝取足夠分量的鋅，並以改善腸內環境和脂肪肝為目標**，接受飲食指導及服用營養補充品。她從二〇一一年七月開始實踐細胞分子矯正，持之以恆到現在。

這段期間，她沒有嚴格執行減醣飲食，也沒有隨時攝取營養補充品的必要分量。就算如此，她還是謹守細胞分子矯正醫學的基本飲食觀念，並持續服用營養補充品，補充關鍵的營養素。

T小姐治療期間的飲食和症狀如下。

◇初期（二〇一一年七月～九月左右）

・因三餐不定或壓力等因素而產生低血糖，每隔兩到三小時就必須進食。
・症狀不穩定，同時也會出現明顯的低血糖症狀，所以對食物非常敏感。
・體重開始慢慢增加，從檢驗數據來看已改善許多，但因月經恢復正常，而導致暫時性的缺鐵，同時也產生相關症狀的變化。

◇中期（二〇一二年～二〇一四年左右）

・腸內環境和脂肪肝都有了改善。結果，血糖值的起伏不定減少了，身體狀況也變得穩定。
・可搭配運動，藉由定期的肌肉鍛鍊等方式增加肌肉量。
・結果，長時間未進食，也不會引起低血糖，對飲食時間的不安和限制也消失了。
・醣類攝取的血糖，雖會因排卵的時機或壓力等而有些不穩定，但已經不會對日常生活造成困擾，同時也不會對身體狀況造成影響。

◇後期（二〇一五年～現在）

・身體狀況和精神狀態比過去更加穩定。
・可善用酮體（按：Ketone bodies，在身體飢餓、禁食或某些病理狀態，如糖尿病下產生的一類化合物，也是身體能量來源之一）緩解症狀；一天一次的飲食，也能讓身體狀態更穩定。
・基本上，依然持續減醣，但不會因突然攝取甜食或較多的醣類，而造成血糖值起伏不定。

最近，從T小姐的檢驗數據來看，初診時所看到的營養問題幾乎已經獲得改善，與腎上腺或甲狀腺等壓力有關，同時也與血糖值調節有密切關係的激素分泌器官，其功能也有了改善，同時也變得穩定。

從T小姐的治療過程便可發現，促進醣類代謝，可讓體質有根本性的改善，雖然這需要持之以恆。前面也曾說過，患者經常問我，「這種限制飲食要持續到什麼時候？」或許從T小姐的治療過程，就可以得到答案了吧。

首先，就先努力執行，直到症狀獲得改善、日常生活不受影響的程度為止，狀況好轉之後，能夠持續到哪種程度，就全憑患者本身了。

可是，如果再次回到高醣飲食，還是有可能產生健康上的問題。

5 別再誤解脂肪

脂質是什麼？

想像一下，如果可以正確理解脂質，利用飲食和營養補充品，實現最適當的攝取，不知道人類的身體功能可以發揮到多高的程度？正因為我積極推廣細胞分子矯正，歷經許多寶貴的經歷，所以更能感受到脂質的重要性。

首先，我先針對脂質的基礎進行說明。

所謂的脂質，如果以專業敘述來說，就是「不容易溶於水，擁有易溶於有機溶劑之性質」的物質。所謂的有機溶劑，指的是乙醇或醚等物質。

食材所含的脂質，大部分都是以中性脂肪（Triglyceride，簡稱三酸甘油酯）的型態而存在。所謂的中性脂肪，就是由一分子的甘油（Glycerine），和三分子的脂肪酸所結合而成（下頁圖4-3）。

例如魚油含有許多ω-3系列脂肪酸，魚油也有三酸甘油酯的型態。和甘油結合的脂肪酸裡面，含有許多ω-3系列的EPA和DHA，但EPA和DHA並無法單獨存在於魚油裡面。

甚至，血液檢驗的項目裡面也有中性脂肪，這裡的**中性脂肪是指富含三酸甘油酯的蛋白質**。但要注意的是，化學性的中性脂肪和血液檢驗的中性脂肪，完全是不同的意思。

「水和油」是脂質的相關表現。以油這個字的定義來說，還有「油脂」的意思。

油脂經常被用來表現脂質的性質。「油」無法溶於水，在常溫（室溫）下呈液體，包含沙拉油或橄欖油等在內。「脂」不溶於水，在常溫下呈現固體，有豬油、奶油或椰子油等。

天然的食材內都含有這些油脂，基本的構造是三酸甘油酯。

但明明同樣都是脂質，為什麼在常溫下會被分成液體的油和固體的油呢？

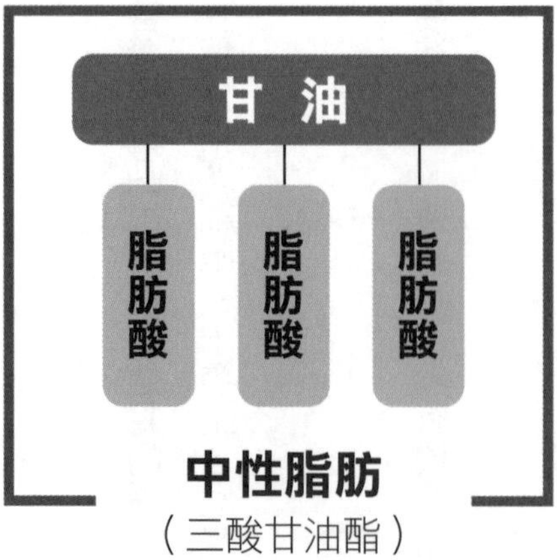

圖4-3　中性脂肪的構成

液體、固體的分類，取決於與甘油結合的脂肪酸。這些內容或許有點難懂，但還是希望大家可以努力理解。因為這個重要關鍵能幫助大家解開對脂質的誤解。

濃稠的油脂不好、清爽的油脂較佳？大誤

食材所含的中性脂肪裡面，所含有的脂肪酸可大略區分為飽和脂肪酸和不飽和脂肪酸（圖4-4）。

所含的飽和脂肪酸越多，融點越高，在常溫下就會變成固體。牛油或奶油等，基本上在室溫下都會維持固體狀態。傳統上認為，這種固體的脂

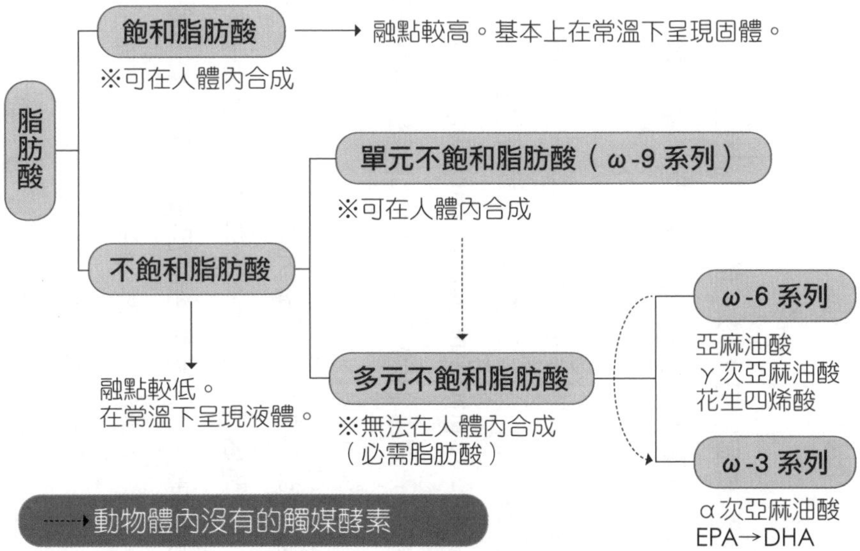

圖4-4　脂肪酸的分類

質，一旦被人體吸收，血液就會變得濃稠；低密度膽固醇上升，進而導致動脈硬化。

可是，這些想法卻不全然正確。飽和脂肪酸是不容易氧化的安全性脂肪酸。或許有人聽說，脂質一旦氧化，就會對身體產生危害，但飽和脂肪酸本身並不容易氧化。

更正確的說，我們的人體會把多餘的卡路里轉變成安全的飽和脂肪酸，並帶進脂肪細胞裡面，而這也是導致肥胖的原因，不過，皮下脂肪多半都是安全的飽和脂肪酸。

此外，代謝症候群的危險因子並不包括皮下脂肪，因為皮下脂肪並非直接造成動脈硬化的原因[22]。

另一方面，在常溫下呈現液體的油裡面，中性脂肪含有許多不飽和脂肪酸。不飽和脂肪酸依照結構的不同，又分成多元不飽和脂肪酸（Polyunsaturated fatty acid）、單元不飽和脂肪酸（Monounsaturated fatty acid）。多元不飽和脂肪酸，則包括ω-3（ω3）系列脂肪酸和ω-6（ω6）系列脂肪酸，ω-3／ω-6比例的重要性[23]，在介紹因紐特人和丹麥人的疾病結構時已提過。

脂肪酸以飽和脂肪酸最不容易氧化，其次較為穩定的是單元不飽和脂肪酸，而最不穩定的則是多元不飽和脂肪酸。因此，富含多元不飽和脂肪酸的油，容易因為照射陽光，或存放於高溫處而氧化。

然而，我們卻常有下述觀念：「應該比較容易被氧化，在常溫下呈現液體的清爽植物油對身體比較好，而穩定且不容易氧化的動物性脂肪對身體不好」，這樣的錯誤資訊至今仍被四處流傳，卻也是不爭的事實。

如果用動物性脂肪或植物性脂肪的概念來區分脂質，而不去看脂質構成的脂肪酸結構，就會誤解脂質的本質。

就如前面所寫的，細胞分子矯正的觀念就如「Orthomolecular」這個單字所表現的，意思就是「矯正分子」（分子＝molecular；矯正＝ortho-），所以我們必須正確探究，動物性脂肪的哪個分子（主要是飽和脂肪酸）對身體有什麼樣的影響，植物性脂肪所含的分子（主要是不飽和脂肪酸）又具有什麼樣的作用。

不同脂肪酸的好壞無法一概而論，各有用途

接著，我們來看看日常生活中常有機會吃到的牛、豬、雞、羊肉所含的脂肪酸比例吧（請見下頁表4-1）！

因紐特人吃的北極熊和海豹都是以魚為主食，所以含有大量的ω-3 EPA。這一點於前文已說明過。根據專家的說法，我們應該避免攝取牛、豬、羊等四隻腳動物的動物性脂肪，攝取靠兩隻腳站立的雞肉，那麼，就來看看雞肉的脂肪酸特徵吧！相較於其他種類的肉，

雞肉的脂融點比較低。

雞肉會因為加熱而馬上溶出脂肪，感覺似乎對身體比較無害，可是事實並非如此。

其實，雞肉的脂融點較低，是因為雞肉所含的亞麻油酸較高。也就是說，和其他肉類相比，雞肉屬於ω-6系列亞麻油酸較多的肉。對於必須注意ω-3／ω-6脂肪比例的過敏、癌症或生活習慣病的人來說，控制亞麻油酸是非常重要的飲食關鍵，所以**嚴格來說，雞肉才是應盡量避免的肉類**。

植物性油當中的紫蘇油、亞麻仁油等亦被稱為ω-3系列的油，那是因為所含的ω-3系列α次亞麻油酸（α-Linolenic Acid）的比例較高，但實際上，亞麻油酸也含有單元不飽和脂肪酸（請參下頁圖4-5）。

表4-1　牛肉、羊肉、豬肉、雞肉所含的脂肪酸比例

	脂肪酸	牛	羊	豬	雞
脂肪酸含量（%）	月桂酸	0～0.2	—	—	—
	肉豆蔻酸	2～2.5	2～4	1	0～1
	棕櫚酸	27～29	25～27	25～30	24～27
	硬脂酸	24～29	25～30	12～16	4～7
	油酸	43～44	36～43	41～51	37～43
	亞麻油酸	2～3	3～4	6～8	18～23
	次亞麻油酸	0.5	—	1	—
	花生四烯酸	0.1	—	2	—
脂肪的融點（℃）		40～50	44～55	36～46	30～32

〔《現代營養科學系列調理學》（朝倉書店）島田淳子、畑江敬子　編著〕

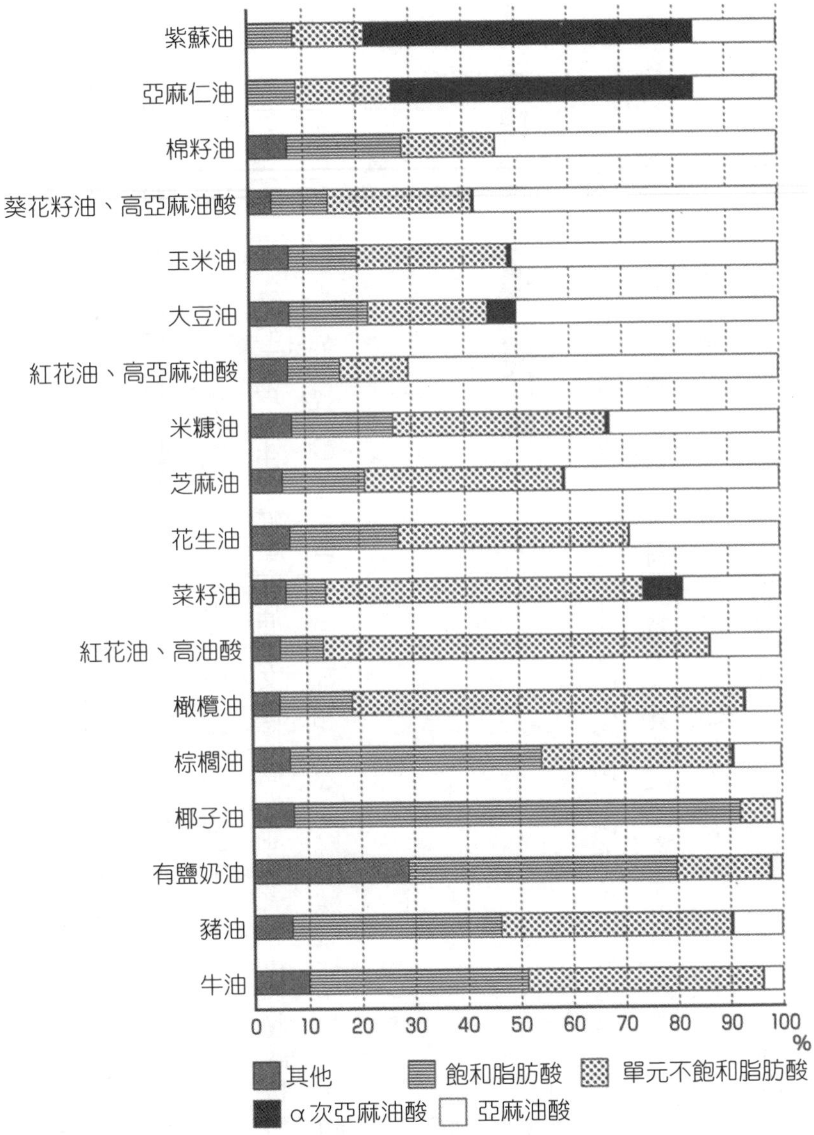

圖4-5　油脂所含的脂肪酸種類和比例

豬油、奶油富含的飽和脂肪酸也是如此。過去，人們都概括而論的說，飽和脂肪酸是對身體不好的脂質。不過，最近有研究發現，椰子油所含的中鏈脂肪酸（Medium-Chain Fatty Acid，飽和脂肪酸的一種）可減輕阿茲海默症等失智症的症狀，同時對瘦身也具有效果。也就是說，如果把飽和脂肪酸概括而論，就無法做出有效的討論。

其實ω-6系列的必需脂肪酸代謝所含的γ次亞麻油酸（γ-Linolenic Acid），富含於月見草油或琉璃苣油，能有效改善生理痛或頭痛等女性疼痛性症狀。從這裡應該也可以理解，用ω-6系列脂肪酸把次亞麻油酸（Linolenic acid）和γ次亞麻油酸概括而論，討論就會變得毫無意義[24]。

依照病理，靈活運用脂肪酸

二〇一五年，日本厚生勞動省制定了日本人的飲食攝取標準。因為是每五年修改一次，所以直到二〇二五年都會使用這份資料（請參下頁表4-2）。從資料可看出，一歲以上的所有年齡層，碳水化合物的攝取卡路里皆設定為五〇%～六五%。

我曾針對這份資料的依據做過各式各樣的調查，但並沒有找到科學上值得採納的記載。而在飲食相關的建議量方面，正常來說，應該以健康相關的科學性根據作為標準制定

表4-2　2020年度版日本厚生勞動省「日本人的飲食攝取標準」中碳水化合物的飲食攝取標準（%能量）

性別	男性	女性
年齡層	目標量	目標量
0～5（月）	—	—
6～11（月）	—	—
1～2（歲）	50～65	50～65
3～5（歲）	50～65	50～65
6～7（歲）	50～65	50～65
8～9（歲）	50～65	50～65
10～11（歲）	50～65	50～65
12～14（歲）	50～65	50～65
15～17（歲）	50～65	50～65
18～29（歲）	50～65	50～65
30～49（歲）	50～65	50～65
50～64（歲）	50～65	50～65
65～74（歲）	50～65	50～65
75以上（歲）	50～65	50～65

・目標量的範圍為概略值。
・目標量包含乙醇。可是，並不建議攝取乙醇。
・中央值是範圍的中央值，並非最佳值。
※不分男女，在所有年齡層中，都以碳水化合物50～65%為目標量（孕婦、哺乳婦除外）。

的基礎才對。不過，關於醣類攝取卡路里比例應維持在五〇％～六五％，其實不光是日本厚生勞動省，日本農林水產省方面也有許多相關資訊。

當然，這也說明了日本以攝取白米作為醣類的主要供給來源，但我仍希望日本厚生勞動省所發出的資訊，能夠以人類健康為考量，以科學性根據為依據。

目前，各區公所統一傳達出的訊息是，醣類攝取應維持在五〇％～六五％，而飽和脂肪酸應以預防生活習慣病為目的，把目標設定在攝取量七％以下。換言之，民眾應該多吃米飯，減少肉類或奶油等富含的飽和脂肪酸，這也是日本厚生勞動省的最新資訊。

但另一方面，限制醣類飲食以糖尿病飲食法而廣為人知，同時也有許多人為了瘦身而實踐限制醣類飲食。甚至，還有藉由醣類控制，把腦部或身體活動所需要的能量來源，轉換成源於脂質的酮體的「生酮飲食」（Ketogenic Diet）。這些由限制醣類飲食所延伸出來的飲食法，不光是糖尿病或以瘦身為志的人多有應用，更在一般民眾之間廣為流傳。

在細胞分子矯正的領域中，為了讓自律神經穩定、使代謝更加順暢，減少血糖值的變動，是非常重要的要素，所以低碳水化合物（限制醣類）飲食也是最基本的飲食方法。

我再強調一次，如果只用ω-3和ω-6來區分必需脂肪酸，就會錯失必需脂肪酸對身體的寶貴作用。就如前面所說，γ次亞麻油酸（ω-6系列必需脂肪酸的一種）因為傳聞攝取過多有害健康，所以被限制攝取，但事實上，γ次亞麻油酸有助於改善過敏相關疾病，以及月經相關的許多不適問題。

另外，ω-3系列脂肪酸也一樣，紫蘇油等富含的 α 次亞麻油酸和魚油所含的EPA、DHA、DPA等，各自都有不同的作用，同時，還會因個別的利用，而獲得驚人的效果。

也就是說，**細胞分子矯正不會把脂肪酸粗略分類成ω-3或ω-6**，而是在充分理解各種脂肪酸所擁有的特性後加以運用，例如，針對發炎性疾病選擇ω-6的 γ 次亞麻油酸等，並依照病理靈活運用。

補充DHA，可改善重症肌無力症

這裡我想介紹一下，患者採用特殊型DHA的治療經過。

位於福岡縣的木村專太郎診所的木村專太郎醫師，針對重症肌無力症患者的細胞分子矯正應用，寫了一封電子郵件找我討論。木村專太郎醫師早在十多年以前便把細胞分子矯正應用於臨床，是西日本的知名醫師。

他試著把細胞分子矯正經常使用的蛋白質，同時又具有解毒作用的穀胱甘肽（Glutathione）點滴施打在某重症肌無力症患者身上，結果得到了數小時的良好效果，患者因而有辦法活動身體。可是，經過數小時後，患者的肌力逐漸下降，因此，希望我可以跟他分享其他相關的治療方式。信件的內容大約就是這樣。

把穀胱甘肽製成點滴施打，血液裡的穀胱甘肽濃度應該就會上升。穀胱甘肽原本就是在細胞中發揮抗氧化或解毒作用的物質，所以不難想像，在血液中穀胱甘肽濃度較高的數小時內，細胞內的穀胱甘肽也會增加，症狀就可以獲得改善。因此，如果可以在沒有施打點滴的情況下，使細胞內的穀胱甘肽濃度持續維持上升狀態，應該就可以改善症狀。

為避免細胞因為細胞內反應所產生的自由基，或是從體外吸收的重金屬或藥物等而受到傷害，細胞會把作為原料的胺基酸攝入，在細胞內合成穀胱甘肽。因此，若要增加製作穀胱甘肽用的原料胺基酸，並提高細胞內的穀胱甘肽濃度，就必須增加細胞膜所含的DHA含量。

DHA是魚油等所含的ω-3系列脂肪酸的一種。可是，其他魚油成分EPA如果太多，就會阻礙DHA進入細胞內。

也就是說，若要增加細胞膜的DHA，就要**單獨增加DHA，而不是增加ω-3脂肪酸或是增加魚油**。只要補充最佳的足夠分量，就能達到最佳的效果。補充足夠分量的目的營養素的分子（molecule），調整（ortho-）組成，就是細胞分子矯正最基本的觀念。

我請該名患者攝取容易攝入細胞膜的DHA，攝取分量是一般使用量的三倍。結果，患者原本只能靠施打點滴活動數個小時，現在藉由最佳足夠分量的特殊DHA補充之後，已經可以走路一整天了。

我並沒有直接利用細胞分子矯正治療重症肌無力症患者的經驗，但是，透過木村醫師這個大前輩，讓我有了這樣的特殊改善經驗。經木村醫師轉述，不光是患者本人，就連患者的家人，也都非常感謝我提供的協助，在感到喜悅的同時，也讓我再次感受到人體潛力的偉大，以及大家對細胞分子矯正的肯定。

同樣的，我也要感謝木村醫師。因為如果木村醫師認為，只要攝取EPA，EPA就會在體內被轉換成DHA，所以只要充分攝取EPA就可以，或者是三倍以上的DHA攝取量太多的話，應該就不會把我的方法推薦給患者了。

正是因為木村專太郎醫師了解細胞分子矯正的本質，同時也幫助過許多患者改善，所以才能夠接受這個提案，並且把它提供給患者。

6 分子食物平衡，打造你的健康

細胞分子矯正是把重點放在營養素所含的分子作用，並藉由最佳分量的補充來改善病理。因為是使用營養素的方法，所以飲食的變更也是非常重要的要素，這也是得到效果的最重要關鍵。

這種最佳平衡，和一般所謂的「均衡飲食」截然不同，不僅個人差異很大，即便在個人身上，也會因壓力程度或腸道狀況等而產生較大的差異。

在此，我想把細胞分子矯正所需的「分子食物平衡」加以彙整。

◎足夠的卡路里

- 卡路里比任何營養素都重要，卡路里不足就無法充分利用重要的蛋白質。
- 來自脂質的卡路里供給是最有效率的。
- 沒有醣類就無法燃燒卡路里，有這種狀態的人也大有人在。

・有足夠的維生素B群、鐵和鎂，才能產生作為能量基礎的ATP。

◎足夠的蛋白質

・得到細胞分子矯正效果的重要營養素。

・足夠的卡路里和適當的運動，可促進蛋白質的代謝效率。

・連日攝取相同食材是造成過敏的原因之一。

・自覺症狀得到改善後，可利用檢驗數據確認蛋白質代謝程度。若有改善，就可加上運動，藉此增加肌肉量。

＊肌肉也是胺基酸變成血液中的能量來源，也就是葡萄糖，或是酮體的貯藏庫。

・增加蛋白質的攝取量之後，排氣（放屁）情況增多或有腹瀉時，要在烹調法上多花點巧思，亦可以使用消化酵素，以確保攝取量。

◎醣類的攝取方法

・利用限制醣類飲食，使血糖值和胰島素分泌穩定。

・最終的目標是，就算不吃醣類，症狀和自律神經仍可穩定。

・少量的胰島素可調整血糖值。

・胰島素的分泌過量或血糖值過高，是許多問題的原因所在。

◎脂質的攝取方法

・飽和脂肪酸是穩定的卡路里來源。

・被分類為飽和脂肪酸的椰子油的中鏈脂肪酸是酮體的供給來源。

・了解脂肪酸的組成，選擇對身體健康的油。

＊增加 ω-3 系列脂肪酸，並減少 ω-6 系列脂肪酸的攝取。

◎腸道的觀念

・細胞分子矯正是調整腸內環境的最佳方法。

・改善腸內環境，有時相當棘手，但仍應該積極解決。

＊腸黏膜的改善是許多營養素所必需的。

・乳酸菌等的供給來源，建議使用醃漬物，而非優格。

◎壓力管理

・壓力導致的交感神經緊張，是營養吸收和代謝的大敵。

＊以愉快的心情用餐，可促進吸收。
・制定舒壓對策。
・壓力會造成腎上腺疲勞，使病理更複雜。

第五章

必要營養素，該怎麼吃？

1 連醫生也要吃營養補充品

在我剛接觸到細胞分子矯正時，便利商店尚未販售營養補充品。那是個營養補充品被陳列在大型藥妝店角落的時代。

因為我自己是醫師，所以也從沒想過會有用到營養補充品的一天，而且就算我在診療現場提到營養補充品，會認真聽的人也是少之又少。因此，對於實際感受到細胞分子矯正驚人效果的我來說，把營養補充品應用於治療這件事，可是讓我矛盾且掙扎了許久。

當時，六十五歲以上的年長者，不需要自行負擔看診的醫療費。也就是說，年長者不需要付錢，就可以利用醫療機構或藥房的資源。若是有社會保險的人，門診的自付額則是一成。和現在的患者相比，算是自付額相當少的年代（按：日本於一九九七年修改醫療保險制度，參保者須負擔二〇%的醫療費，醫療保險則是八〇%）。

然而，在那樣的年代，一瓶治療專用的營養補充品卻要價六千日圓以上（按：約新臺幣一千三百二十元。全書日幣兑新臺幣之匯率，皆以臺灣銀行在二〇二三年七月公布之均價〇・二二元為準）。因此，就算真的有效，我也確信營養補充品是對人體有幫助的，但我還是沒辦法向患者推薦產品。

一直到接觸到細胞分子矯正，鑽研學習約兩年後，便利超商開始少量販售營養補充品，我才開始轉變想法，善用自己所學習的營養知識，並告知患者該吃哪種營養素、要吃多少分量，以及在便利商店就可以買到營養補充品的各種訊息。

結果，幾乎每個按時服用營養補充品的患者，都獲得了些許的改善。據說，還因為我每天指導數十名患者吃營養補充品，結果讓診所附近的便利商店的營養補充品銷售額，位居全國之冠。甚至，我偶爾去便利商店買東西的時候，店長還會專程跑出來跟我答謝。

另一方面，也有部分患者，因使用診所採購的營養補充品（和便利商店販售的種類相比，價格相當昂貴），而明顯恢復活力；從檢驗數據來看，確實也改善了許多。此外，許多長期受藥物副作用所苦的患者，也因此而慢慢減少藥量，甚至不再需要投藥。在這段期間，我碰到了某位年長的患者。他是名只要身體稍微動彈，心臟就會感到疼痛的七十三歲男性。

營養補充品不是坑錢，而是真的有用

據主治醫師的轉述，該名患者的病灶在心臟附近的大動脈，因此無法動手術。而且就算是心絞痛，而使用耐絞寧錠（Nitroglycerin，硝化甘油），頂多也只能緩解頭痛，胸痛的症狀仍無法得到改善。

經細胞分子矯正的血液檢驗後，我發現該名患者的紅血球品質相當差，因此推測就算患者沒有貧血，還是會使心臟的氧氣供給下降，所以才會出現胸痛的問題。我認為最好的解決方法是飲食改善，並同時利用營養補充品，充分攝取血基質鐵和維生素B群。

然而，看了病歷，我才知道那名患者和氣喘的太太都是社會救助的對象。因此，在當下我並沒有推薦價格昂貴的營養補充品，而是開立處方箋可對應的鐵劑、維生素劑。

兩個星期之後，對方說：「吃鐵劑會噁心、反胃，便祕也變得很嚴重，真的沒辦法再繼續吃了」。

因此，我便向他說明使用營養補充品——血基質鐵的種種好處，結果，他的太太因為有可能改善丈夫的症狀，所以便購買了一瓶六千四百日圓（按：約新臺幣一千四百零八元）的血基質鐵。

實際上，因為成本負擔較大，所以他只服用一半的分量，沒想到一個月之後，他的太太開心的跟我報告，先生的胸痛消失了，只要路程不遠，夫妻倆還可以一起出門。

那個時候，我感到相當開心，但同時也對因為看到病歷上有社會救助的字眼，而未主動提起營養補充品這件事，感到愧疚不已。我不該自作主張的認為，他們應該沒有能力購買，因為這樣的想法其實是很傲慢的。

正常來說，分別向患者說明營養補充品和處方藥的優缺點，提出把成本納入考量的最佳方案，和患者一起討論，才是醫師該做的事情。

雖然那名患者在六年之後，因為大動脈破裂而身亡，不過，他的太太還是來跟我道謝，說他的先生這六年來完全沒有胸痛，過得相當充實。在祈求逝者永享安寧的同時，我也在心中默默的感謝他，感謝他教我學會了這麼重要的事情。

在實踐細胞分子矯正的時候，我們必須以比較有效的治療方式，取得實際的症狀改善，以及血液檢驗數據的改善。在國外也一樣，醫療機構所使用的營養補充品，都有相當明確的區隔。

日本國內也有醫療專用的營養補充品，不過，大部分患者還是習慣透過網路的方式來購入，因此醫院或診所並不會特別向患者推薦營養補充品。

當然，每位患者都要在診所接受檢驗，然後使用醫療專用的營養補充品，就現實來說，這是不可能的事情，接下來，我將以常見的營養補充品為重點，介紹選購的訣竅，希望可以供大家參考。

◇蛋白質補充劑

難以透過肉或魚等食材補充蛋白質時，蛋白質補充劑可以減少腸胃的負擔，建議可積極補充。

蛋白質補充劑的原料大都為乳蛋白或大豆蛋白。乳蛋白方面，**建議選擇不含酪蛋白的乳清蛋白**（Whey Protein）。

只是，在製造過程中是否已完全去除酪蛋白，單看資訊是無法判斷的。

也就是說，不管是大豆蛋白或乳蛋白，都有引起過敏的危險性。不過，有一個解決的方法，那就是低分子加工，也就是把分子量縮小，製成胜肽等級的低分子（按：胜肽，天然存在的小生物分子，介於胺基酸和蛋白質之間的物質），即便有牛乳或大豆的氣味或味道，還是可降低引起過敏的可能性（本院使用低分子加工的蛋白質補充劑）。

現在市面上也有從米萃取出的米蛋白（Rice Protein，米中的蛋白質），或是其他使用低過敏性原料的種類。

◇胺基酸製劑

若服用蛋白質補充劑後，腹部仍感到負擔時，這時可使用不需要藉由消化酵素分解的胺基酸，就可以供給必要的蛋白質。

若欲有效補充蛋白質時，建議以攝取必需胺基酸為優先。

胺基酸種類很多，各種胺基酸都有各自的作用，被應用於許多病理的改善。由於篇幅有限，無法逐一說明，所以這裡僅介紹代表性的胺基酸。

支鏈胺基酸（BCAA）

纈胺酸（Valine）、白胺酸（Leucine）、異白胺酸（Isoleucine）這三種胺基酸，統稱為BCAA（branched－chain amino acids）。

BCAA主要是在肌肉被代謝的胺基酸，在肝臟功能下降時，也會被有效利用。一般來說，因為胺基酸可以增加消耗卡路里的肌肉量，所以經常被稱為「瘦身胺基酸」，不過，即便是肝臟遭受嚴重傷害的肝硬化，仍然可以改善蛋白質的代謝，所以BCAA也經常作為處方藥劑之一。

除了飲酒、投藥、脂肪肝之外，對肝臟造成負擔的情況有很多，所以BCAA是被運用最多的胺基酸。

目前，已知BCAA當中的白胺酸，具有胰島素的類似作用，只要在餐前攝取，就可以抑制血糖值的上升，減少餐後的胰島素分泌。

另外，白胺酸和「蛋白質原料」的胺基酸不同，除了能促進刺激蛋白質合成，還具有多項作用（按：肌肉生成、新陳代謝、維持血糖恆定等）。

麩醯胺酸

麩醯胺酸是小腸黏膜用來消化吸收的能量來源。因此，處方箋可使用的胃藥，也會應用麩醯胺酸。

細胞分子矯正也一樣，麩醯胺酸是必需胺基酸，用來提高消化吸收率。腸內環境惡化的時候，大家都把重點放在乳酸菌等益生菌、食物纖維或寡醣等益生原（Prebiotics），但是，吸收營養素的腸道黏膜上皮，需要的是麩醯胺酸。

另外，當我們有壓力或疾病時，麩醯胺酸的需求會亢進。這個時候，為了得到必要的麩醯胺酸，肌肉所含的蛋白質會被分解，並把麩醯胺酸供給至血液裡面。氣管、鼻腔黏膜也需要麩醯胺酸，主掌免疫的淋巴球（Lymphocyte）也是把麩醯胺酸當成能量來源，所以容易感冒的人，也可以使用麩醯胺酸，會相當有效。

甚至，麩醯胺酸是興奮性神經傳導物質的麩胺酸，和抑制性神經遞質GABA，兩種作用完全相反的神經傳導物質的原料，同時也是穩定腦部功能的必需胺基酸。另外，也可去除在體內所產生的氨，並於許多病理上加以應用。

◇維生素B群

對所有人來說，若問最重要的營養素是什麼，答案當然非維生素B莫屬。

首先，對生物而言最重要的ATP生產，容易因維生素B群不足而下降。

醣類代謝需要維生素B_1、脂質代謝需要維生素B_2、蛋白質代謝需要維生素B_6，這些都是相當重要的輔酵素，主掌ATP生產的TCA循環，全都需要維生素B群。甚至，神經傳導物質的合成路徑，同樣也需要維生素B群中的B_3（菸鹼酸）、B_9（葉酸）、維生素B_6、B_{12}等營養素。

傳統的維生素**B是以酵素的輔酵素作用為中心，只要少量便十分足夠。可是，壓力會消耗大量的維生素B**，腸內環境的優劣也會造成極大的需求量差異，因此，傳統的必需量並不足夠。

甚至，研究也發現，對於動脈硬化或腦中風等疾病，有密切關係的脂質過氧化（Lipid Peroxides），以及被視為老化或活性氧發生來源，而受到矚目的糖化作用（Glycation），維生素B_2都具有相當強大的抑制作用，也有人說這是維生素B群的一大突破。

然而，品質最參差不齊的營養補充品，也是維生素B群。

要增加每顆膠囊的維生素B含量，在製作方法上相當簡單。因此，國外的營養補充品會以B一〇〇或B二〇〇之類的方式，來標記單顆膠囊含有一百毫克或二百毫克的維生素

B群。

維生素B群在生物體內被吸收之後，會產生相互作用，但是，以綜合B群營養補充品型態攝取時，作用就會相互削減。

因此，若要強化維生素B群的效用，就必須把維生素B_1、維生素B_2、維生素B_6、維生素B_{12}、B_9（葉酸）、B_3（菸鹼酸）等營養素**以單方形式攝取**。

另外，在代謝差的狀態下，把B群維生素當成輔酵素活化的核酸（Nucleic Acids）會不足，所以就算只攝取B群維生素，效果仍會欠佳。因此，B群維生素和核酸必須同時攝取是相當重要的觀念。

但由於核酸的原料大多使用鱈魚子等食材，所以價格相當昂貴。

因此，在成本的考量下，一般的營養補充品製造商，不管是在維生素B的外面加上膜衣、使用乙醇進行造粒（按：將磨細的粉料，經過乾燥、加膠黏劑，製成流動性好、粒徑約為〇·一毫米的顆粒），或是同時搭配核酸，把鱈魚子當成核酸的原料，大多不採用這些特殊工程（本院則會採用）。

實際上，日本國內也僅有少數工廠能夠運用這些工程來製作維生素B群。

◇鐵

關於鐵的吸收，前面已經詳細說明，所以這裡僅針對營養補充品進行陳述。

從鐵的吸收路徑、體內鐵的存在樣式來看，人類的身體是以血基質鐵的形式吸收、利用鐵。如同前文所提及的，非血基質鐵的吸收路徑 DMT-1（二價金屬運輸體），同時也是其他礦物質的吸收路徑，如果路徑被鐵占據，導致無法吸收其他重要的礦物質，鐵就會被當成綜合礦物質攝取，而這之中的吸收就是由小腸黏膜來調節。

鐵劑的補充使糞便顏色變黑，或是造成胃腸不適時，可併用母乳所含的乳鐵蛋白。如此一來，就可以提高鐵的吸收效率，同時也有助於腸內環境的調整。

此外，乳鐵蛋白除了可調整腸內細菌的均衡，也能改善排便的情況，就結果來說，不僅可以減少內臟脂肪，還有顯著的瘦身效果，因而被許多人利用。

暈眩、**肩膀僵硬**、**頭痛**、**易疲累**、**青春痘**、**肌膚粗糙**，**甚至是抑鬱症或恐慌症等**，這些女性身上常見的主訴問題，多半和潛在性的**缺鐵有關**。但因為，一般的檢驗大都無法診斷出貧血，所以往往會忽略潛在性的鐵不足。

在飲食方面，可多攝取紅肉或豬肝等食材，同時服用可安全吸收的營養補充品。

◇鋅

我們身體裡的鋅約有兩公克，與兩百種以上的酵素反應有關。其中，以活化鋅為中心的酵素，大都和蛋白質代謝、DNA、核糖核酸（RNA）等基因發現有關，在細胞分子矯正當中是非常重要的礦物質。

若要說明酵素反應，恐怕需要一整本書的篇幅，這裡僅針對在細胞分子矯正中，特別需要補充鋅的狀況進行說明。

鋅富含於細胞分裂頻繁的組織。簡單來說，就是指甲、皮膚、黏膜、髮根等部位。**鋅不足會引起特有的指甲問題，或是掉髮增多**。

另外，睪丸和攝護腺，其細胞分裂也相當頻繁，屬於需要較多鋅的組織，所以鋅不足也是導致男性不孕的原因。另外，鋅也與卵巢功能相關的黃體素或濾泡刺激素，甚至是生長激素或甲狀腺激素等，重要激素的分泌與作用有關。

因此，細胞分子矯正在不孕治療當中，鋅是夫妻雙方都必須大量攝取。

胰島素的合成及分泌，也和鋅有密切的關係，所以，因攝取醣類而使血糖值上升至尖峰，或是造成低血糖症時，除了限制醣類飲食，也必須補充適當的鋅。

就算攝取醣類，胰島素仍會適當分泌，使血糖值穩定，這是獲得細胞分子矯正效果的重點。所以鋅不足的正確評估和補充，是非常重要的事情。

只是，鋅容易因生活壓力、飲酒、醣類攝取等原因，而大量消耗。

甚至，也有報告指出，**現代人經常吃精細加工食品，也是導致鋅不足增加的原因**。

另外，食物纖維或植酸（Phytic Acid，糙米中的成分）會導致鋅的吸收下降，所以素食者也大多有重度的鋅缺乏。

紅肉和豬肝、牡蠣等魚貝類也含有許多鋅。這些食材也富含鐵或維生素B群，就細胞分子矯正來說，或許稱得上是超級食物（按：指各種有益健康的食物）。

◇維生素C

細胞分子矯正的創始人鮑林博士，因研究維生素C對感冒的效果，而廣受民眾所知。在全球推行，用於治療癌症的高濃度維生素C點滴療法也一樣，鮑林博士所建構的基礎性理論具有相當大的貢獻。

鮑林博士於九十三歲時死於攝護腺癌（按：攝護腺癌好發於五十歲以上，尤其是六、七十歲以上，現為國人十大癌症之一），雖然在當時，使用維生素C的效果遭到否定，但從小便體弱多病的鮑林博士，在九十三歲的高齡之所以能夠健康的推動研究與演講等活動，不也正是細胞分子矯正的效果嗎？

細胞分子矯正的傳說人物之一賀弗博士也是如此。在九十一歲辭世之前，仍十分硬朗的推行各種活動。

維生素C是個人需求量差異極大的營養素。造成大幅個人差異的理由之一，與生活習慣、壓力，甚至是發燒或發炎等，都有密切的關係。吸菸者比非吸菸者需要更大量的維生素C。多少的攝取量才是最佳攝取量，會因當下的情況而大有不同。現在就讓我來告訴大家，如何掌握最適合自己的劑量吧！

如果每一到兩小時攝取一次五百毫克左右的維生素C[25]，腹部就會慢慢膨脹，腹內的氣體就會增加。這個量便是當下的最佳攝取量。

只要增加維生素C的攝取量，其他沒有被吸收的維生素C就會從小腸流進大腸。維生素C是抗壞血酸（Ascorbic Acid），呈酸性，所以吸收不了的維生素C在腸內增加之後，腸內環境會傾向酸性，大腸菌或壞菌的產氣莢膜芽胞梭菌（Clostridium perfringens，感染主症為腸道不適與食物中毒）等偏愛鹼性的腸內細菌就會減少，喜歡酸性的乳酸菌等好菌就會增加。好菌增加所產生的氣體，腐敗的氣味較少，所以氣味和一般的氣體不同，不會產生不舒適的感覺。

順道一提，用好菌較多的母乳哺育的嬰兒，他們的糞便是弱酸性，不論是氣體（屁），還是糞便的氣味，全都有著微酸的氣味。只要調整腸內環境，使糞便的pH偏向低酸性，糞便就會呈現淺黃色，在腸內的停留時間會縮短，所以就不會吸收水分，形成腹瀉的感覺。

此外，感冒或壓力大，維生素C的消耗量會增多，所以就算頻繁的攝取一次五百毫克的維生素C，腹內的氣體仍不會增加。此時，只要增加每次的攝取量，或是增加頻率，調整成氣體增加的最佳量就可以了。

◇維生素D_3

過去，維生素D_3被認為與鈣代謝有關，同時也被視為強健骨骼必備的維生素，但之後的研究更發現，其實維生素D_3也具有許多的生物體功能（按：胰島素控制、降血壓、預防癌症等），這也算是有極大的突破。

許多維生素或礦物質等營養素，通常不會在血中濃度反應出體內的過剩或不足，但唯獨維生素D_3不同。據說25-OH-維生素D_3（25-羥膽鈣醇、骨化二醇）的血中濃度，就是了解體內維生素D_3濃度的指標。

在細胞分子矯正中，不光是骨質疏鬆症，蕁麻疹、花粉症或異位性皮膚炎等過敏相關疾病、腸漏症候群（Leaky Gut Syndrome，腸道失衡，導致腸黏膜產生破洞，使原本應該被排除的有害物質或過敏原等進入體內）之類的腸道失調、免疫下降、發展障礙、憂鬱症、思覺失調症等腦部問題、癌症，甚至就連不孕等，都有維生素D_3的應用。

在實踐細胞分子矯正的醫療機構裡，可以透過血液檢驗測量血中濃度，因此，攝取量是可以調整的。一般來說，25-OH-維生素D_3若一天有二〇〇〇IU程度（按：一IU等於〇·〇二五毫克），就不會導致過剩，算是安全攝取的分量。

如果可以維持理想的濃度，真的可以改善許多疾病，像是改善腸黏膜、不易罹患感冒、減少所有過敏問題。甚至，在接受不孕治療的患者身上，更可看到許多患者的卵子品質都有了明顯的改善。總而言之，維生素D_3可有效調整身體的根本功能[26]。

第六章

這樣看懂血液尿液與腸道檢查報告

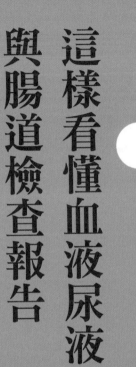

在細胞分子矯正療法中，為了詳細掌握身體內所發生的各種變化，會實施幾項與一般醫療不同的檢驗。

然而，檢驗的目的並不是為了替病患冠上病名的診斷，而是探索導致其身體或心靈不適的原因。

一般來說，糖尿病或高血壓等疾病，可藉由明確的數值來作為診斷標準；如果是癌症，則可以影像診斷或腫瘤標記等方式下診斷。可是，**細胞分子矯正療法的對象大多為慢性疾病患者，所以我們必須針對維生素或礦物質的不足、營養失衡，飲食問題、消化道吸收問題，或是患者代謝特徵**導致的受損等各方面再做探討。

實際上，這些錯綜複雜的原因，都會引起血糖值的變動、維生素或礦物質不足或營養失調。

這裡所介紹的檢驗，不是一般醫療保險所提供的檢驗，此外，評估方法也沒有一致性，各自都是相當特殊的檢驗。同時，也有很多項目必須委託國外的檢驗機構，因此相關費用也十分昂貴。

細胞分子矯正的相關專家，為了得到改善難治之症的有效資訊，必須適當選擇所需要實施的檢驗。接著，再進一步檢討如何評估檢驗結果、如何擬定治療方針，才能使患者獲得改善，這些都是相當重要的工作。

1 血液檢驗

即便是標準值，身體可能還是有「問題」

在內科等門診，或是健康檢查、健康診斷的時候，經常會實施血液檢驗。醫師會針對檢驗結果，參考一定的參考值，藉此評估患者有無肝功能、腎功能、膽固醇值、血糖值、貧血等問題。也就是說，為了判斷病狀程度是否需要積極治療，大多會採用血液檢驗。

若是保險醫療所執行的血液檢驗，在檢驗項目上會有比較多的限制。不過，若考量到健康保險的費用問題，這也是無可奈何（按：臺灣健保局僅提供常規項目的血液檢查；特殊的血液檢查，須視各家醫療險規範，以及醫院費用說明。一般來說，除非醫師要求患者進行該檢查，否則不會主動提供）。但是，從細胞分子矯正的角度來看，單靠一般檢驗可做的項目種類和數量，其實很難完全掌握到病患詳細的營養狀態。

血液檢驗設定的參考值是指，九五%身體健康的人的檢出值都在這個範圍之內。也就是說，即便是健康的人，仍有五%落在參考值之外，而被判斷為異常值。

因此，這個參考值最大的問題是，無法拿來判斷營養素的不足或失調。也就是說，即便**某檢驗項目的數值落在標準範圍內，也未必代表營養方面沒有問題**。

例如，就拿血液中的重要蛋白質——白蛋白來看吧！

白蛋白的參考值是三．八～五．二g／dL，通常只要檢驗結果在此範圍內就沒有問題。但是，東京都小金井市實施的追蹤調查發現，七十歲健康檢查中的白蛋白數值，和七十歲以後的人壽命有著極大的差異。

在檢驗結果低於標準範圍三．八的群組中，不分年齡，在五年之後，也就是七十五歲之前，死亡的機率竟高達六〇％，而且即便在標準範圍內，仍然有死亡風險。

從資料便可看出，**七十歲時的白蛋白值越高，在七十五歲之前死亡的機率就會下降較多**（下頁圖6-1）。

多項檢驗一起看，才能評估是否缺鐵

利用細胞分子矯正評估血液檢驗時，必須把多個項目串聯起來，然後再評估患者的營養與代謝問題。

這裡就來介紹一下缺鐵的評估方法。

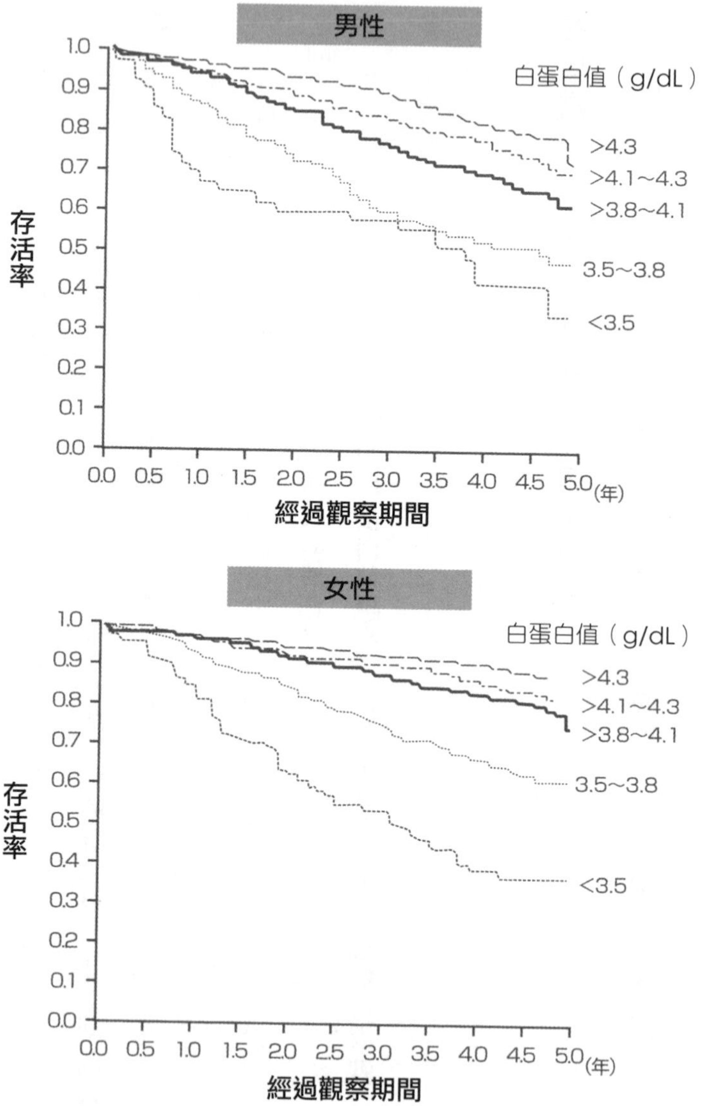

圖6-1　70歲時的白蛋白值和之後的存活率
（東京都小金井市的調查）

通常，若有缺鐵問題就會造成貧血，所以我們會根據**紅血球的數量、含鐵的血紅素的濃度下降，來診斷為貧血**，並做出缺鐵的評估。

然而，其實在患者被診斷為貧血之前，身體裡面早已有缺鐵現象。關於此點，我在二〇〇三年就曾把論文〈對貧血的營養療法〉投稿至《治療》（南山堂，二〇〇三年十一月號）的內科雜誌，雖有幸獲得刊載，但很遺憾的，並未得到同業醫師的迴響。

然而，在NHK於二〇一四年四月播出的健康節目《試試看！加藤》中，國立精神暨神經醫療研究中心、情緒障礙先進治療中心的功刀浩，把這種缺鐵現象列為「新型缺鐵」，並表示缺**鐵不光會造成貧血，也與憂鬱症狀等問題有關**，這樣的內容才終於廣為一般民眾所知。

這個節目所介紹的內容，其實我在前面已陳述過，那就是鐵蛋白的血液檢驗項目。**鐵蛋白所反映出的數據，通常就是指貯藏在身體裡面的貯藏鐵量**。

在這個節目播出之後，許多人紛紛前往醫療機構就診，希望測量鐵蛋白。之後，相關領域的數名精神科醫師，也針對缺鐵和憂鬱、恐慌之間的關係，陸續出版相關書籍。

我相信，沒有被診斷為貧血的缺鐵，也就是「新型缺鐵」，若所有診療科的醫師都能有正確的認知，必定能為許多女性患者的難治症狀帶來更多改善。

在過去的研究中，鐵蛋白值一ng／mL相當於貯藏鐵八毫克，在成人當中，男女所需要的貯藏鐵是一千毫克，所以與該貯藏鐵相當的鐵蛋白，就等於是一〇〇〇÷八＝一二五。

可是，假設某檢驗所把女性鐵蛋白參考值設定為四～六四ng／mL，那麼，如果用它來作為參考，照邏輯來看，適當的一二五ng／mL便算是異常高值。所以，我認為應該重新評估，**女性鐵蛋白的參考值應該把一二五ng／mL設為中央值**，然後再**把上下五〇ng／mL設為上下限**才對。

不管怎麼說，前面也曾提到，單靠鐵蛋白值判斷鐵的過剩或不足，還是非常危險的。

鐵的貯藏型態，也就是鐵蛋白，本來就會被分泌到腸道黏膜、肝臟、脾臟等全身上下的器官，為缺鐵做準備。然後，以一定比例從這些器官或組織滲漏到血液裡，才是**血液檢驗可檢測出的鐵蛋白值**。

因此，當鐵蛋白蓄積過多的組織或器官，引起發炎等問題的時候，鐵蛋白滲漏至血液的情況就會增多。這樣一來，就算實際上應該是貯藏鐵不足，鐵蛋白呈現低值的狀態，也會變成適當值或是高值。也就是說，**我們無法藉由鐵蛋白值來掌握貯藏鐵量**。

為了預防這種情況，細胞分子矯正會測量許多與鐵相關的項目，藉此掌握鐵代謝的整體狀況。

連醫師都不看的第九項數值，就是貧血關鍵

表6-1是為了改善暈眩、頭痛、疲勞而就診的四十歲女性患者的檢驗數據。

在鐵的相關項目中，僅有紅血球壓積量（Hematocrit）超過參考值，剩下的項目全在標準範圍內。甚至，反映貯藏鐵的鐵蛋白也在標準範圍內。沒有貧血，鐵蛋白也沒有低值的缺鐵狀態。因為紅血球壓積量偏高，所以不管怎麼說，大都會被判斷成鐵偏多，血液呈現濃稠狀態。

可是，從**血清鐵和UIBC**（不飽和鐵結合能＝沒有和鐵結合的運鐵蛋白）**兩個數值的合計**，可得知這個患者

表6-1　40歲女性之血液檢驗數據（鐵相關的項目）

檢驗項目	檢驗結果	參考值（單位）
RBC（紅血球數）	471	438～577（萬/μL）
HGB（血紅素）	14.8	11.3～15.2（g/dL）
HCT（紅血球壓積量）	45.6	33.4～44.9（%）
MCV（平均紅血球容積）	96.8	79.0～100.0（fL）
MCH（平均紅血球血紅素量）	31.4	26.3～34.3（pg）
MCHC（紅血球平均血紅蛋白濃度）	32.5	30.7～36.6（%）
Ferritin（鐵蛋白）	142	5.0～152（ng/mL）
Fe（血清鐵）	97	48～154（μg/dL）
UIBC（不飽和鐵結合能）	318	108～325（μg/dL）

的身體因為缺鐵，所以對鐵有所需求。

這兩個數據相加時，**三百左右的值是最好的**（以血清鐵一百、UIBC兩百左右尤佳），可是，這個患者的相加值卻超過四百，這就是缺鐵的證明。在缺鐵的狀態下，沒有和鐵結合的運鐵蛋白（UIBC）就會增加，所以UIBC便會呈現偏高值。

通常，醫師都不會看這個數值，就算有看，頂多也只是拿各個數值和參考值相比，而不會做出缺鐵的解釋。

也就是說，這名患者的鐵蛋白所反映出的不是貯藏鐵量，而是**含有大量鐵蛋白的組織或器官**正出現異常。

原來這名患者有長年飲酒的習慣，飲食也以蔬菜居多，幾乎不吃肉類。這樣的飲食習慣，不僅導致缺鐵，同時也造成維生素B群的不足。

但因患者本人，認為自己之所以會暈眩或頭痛有可能是因為貧血，所以她便自行上網購買國外的鐵質營養補充品、暗自服用。

後來，根據細胞分子矯正療法，她從改善飲食生活開始，並適時補充葉酸較多的維生素B群，及少量的血基質鐵。在每隔三個月進行檢驗後，發現她的症狀和檢驗數據有了驚人的改善。

從這個案例便可以理解，細胞分子矯正為了確實評估患者的營養狀態，而把血液檢驗的許多項目串聯在一起，然後再進行評估的做法。這種方法和過去僅以參考值來評估截然不同，所以就連一般的醫師也未必能理解。

可是，就算是在一般的健康檢查、健康診斷所測量的項目，或是內科等門診為了掌握病理而做的檢驗項目，只要能夠採用細胞分子矯正的判讀方法，就可以掌握患者營養狀態的問題。

身為醫師，在得知血液檢驗結果後，如果只用是否在標準範圍內，來診斷患者是否生病，是相當草率的，對於忍耐抽血疼痛，提供血液的患者來說也不公平。所以從二〇〇〇年開始，我便透過研討會等各種媒體，宣導細胞分子矯正的血液檢驗數據判讀方法。

自二〇一八年開始，理解這種檢驗數據的判讀方法，並實際在臨床上應用細胞分子矯正的醫師與牙科醫師已超過二千名。另外，不光是醫師，藥劑師、護士、營養管理師、口腔衛生師（**按：負責對一般大眾提供口腔衛生教育**）、針灸師、柔道整復師（**按：柔術按摩治療**）等，擁有國家資格的健康相關專家們，也紛紛開始推行研討會，宣導細胞分子矯正的生物化學知識或血液檢驗數據的意義。

現在，這股潮流更在對飲食與營養感興趣的一般民眾之間流傳，甚至還透過ＳＮＳ等媒介進行熱烈的資訊傳達與意見交換。

2 礦物質檢驗

血液檢驗可以針對鐵或鋅等身體富含的礦物質，評估量的過剩與不足，卻很難正確評估其他微量礦物質。

另外，血液檢驗也很難評估汞或鉛等，對身體有害的礦物質是否蓄積體內。有害礦物質是慢性疾病的潛在因子，因此對病理改善來說，了解微量礦物質和有害礦物質的資訊，是相當重要的。

雖然這本書沒辦法針對礦物質的檢驗方法進行詳細的說明，不過，我還是希望介紹一下各種檢驗方法的特色（按：一般健檢中心有此項目）。

◇毛髮礦物質檢驗／指甲礦物質檢驗

毛髮和指甲會因礦物質的不足或營養失衡，而受到極大的影響。**只要確實補充鐵或鋅，女性就會被誇讚髮質變好**了。**男性**也一樣，會因為**掉髮減少**而欣喜不已。

就像這樣，礦物質的不足，對頭髮或指甲影響很大。那是因為不管是指甲或頭髮，全都是含有角蛋白（Keratin，蛋白質的一種）的組織，所以受礦物質的影響很大。

角蛋白是含有半胱胺酸（Cysteine）的胺基酸。半胱胺酸則含有雙硫鍵（SS-bond），也就是胺基酸彼此強烈鏈結的部分，所以可以加強蛋白質的立體構造。之所以稱為雙硫鍵，是因為組織結構含硫分子（元素符號S），所以具有把其他礦物質帶入的作用。因此，汞或鉛等有害礦物質，會慢慢被排放至頭髮或指甲等部位。

頭髮或指甲所含的礦物質量，可以顯示出體內的礦物質是否過剩或不足，同時，不論體內的含量多少，其中也含有被排出的礦物質，因此，若要評估這些礦物質，最重要的就是了解這些特徵。

下頁圖6-2是四十歲女性的毛髮礦物質檢驗數據。雖然汞和鉛等有害礦物質呈現偏低的數值，但並不代表體內的蓄積不多。**在必要礦物質當中，許多項目都為偏低值**，所以在這種情況下，我們推測該患者可能有礦物質運送障礙等問題。

不管是毛髮或指甲，都必須從細胞外液（Extracellular Fluid）供給成長所需的礦物質或其他營養素，所以毛髮或指甲所含的礦物質，都是來自細胞外液。因此，**沒辦法單靠毛髮或指甲的分析，正確評估侵入細胞內的有害礦物質的蓄積量**。也就是說，就算毛髮或指甲礦物質檢驗的結果發現汞等有害金屬的量偏少，仍不代表身體的蓄積量不多。

Toxic & Essential Elements;Hair 有害&必需礦物質：毛髮

有毒金屬

		檢出量（μg/g）	參考值		百分位數（%）68th 95th
鋁	(Al)	4.3	<	7.0	
銻	(Sb)	< 0.01	<	0.050	
砷	(As)	0.12	<	0.060	
鋇	(Ba)	0.27	<	2.0	
鈹	(Be)	< 0.01	<	0.020	
鉍	(Bi)	0.005	<	2.0	
鎘	(Cd)	< 0.009	<	0.050	
鉛	(Pb)	0.13	<	0.60	
汞	(Hg)	1.1	<	0.80	
鉑	(Pt)	< 0.003	<	0.005	
鉈	(Tl)	0.001	<	0.002	
釷	(Th)	< 0.001	<	0.002	
鈾	(U)	0.001	<	0.060	
鎳	(Ni)	0.15	<	0.30	
銀	(Ag)	< 0.006	<	0.15	
錫	(Sn)	< 0.02	<	0.30	
鈦	(Ti)	0.44	<	0.70	
有害重金屬總量負荷度					

必需礦物質

		檢出量（μg/g）	參考值		百分位數（%）2.5th 16th 50th 84th 97.5th
鈣	(Ca)	780	300-	1200	
鎂	(Mg)	54	35-	120	
鈉	(Na)	25	20-	250	
鉀	(K)	12	8-	75	
銅	(Cu)	40	11-	37	
鋅	(Zn)	190	140-	220	
錳	(Mn)	0.07	0.08-	0.60	
鉻	(Cr)	0.29	0.40-	0.65	
釩	(V)	0.018	0.018-	0.065	
鉬	(Mo)	0.034	0.020-	0.050	
硼	(B)	0.29	0.25-	1.5	
碘	(I)	0.41	0.25-	1.8	
鋰	(Li)	0.005	0.007-	0.020	
磷	(P)	179	150-	220	
硒	(Se)	0.93	0.55-	1.1	
鍶	(Sr)	1.3	0.50-	7.6	
硫	(S)	43500	44000-	50000	
鈷	(Co)	0.002	0.005-	0.040	
鐵	(Fe)	6.2	7.0-	16	
鍺	(Ge)	0.031	0.030-	0.040	
銣	(Rb)	0.012	0.007-	0.096	
鋯	(Zr)	< 0.007	0.020-	0.42	

有毒金屬

備註：
毛髮採樣日：05/09/2016
檢體抵達日：05/17/2016
檢驗完成日：05/19/2016
檢驗方法：ICP/MS

檢體量：0.2g
檢體種類：Head
頭髮的染色：
治療：
洗髮精：

參考比

礦物質	比例	標準範圍
Ca/Mg	14.4	4- 30
Ca/P	4.36	1- 12
Na/K	2.08	0.5- 10
Zn/Cu	4.75	4- 20
Zn/Cd	> 999	> 800

圖6-2　40歲女性之毛髮礦物質檢驗

（疲勞感、抑鬱感、月經前的失調）

相反的，就算毛髮礦物質檢驗結果中汞呈現高值，也不代表身體內的蓄積量就偏高。事實上，我個人的毛髮礦物質檢驗，也呈現出高值的汞，但實際調查蓄積量後，才發現並沒有那麼多。之所以呈現高值，或許可以解釋為毛髮能夠積極的排放出有害的重金屬。

這也可以解釋為，身體裡面金屬硫蛋白（Metallothionein）的金屬鍵蛋白質（需要鋅）,和穀胱甘肽的解毒蛋白質都能確實的維持正常運作，所以這些蛋白質可藉由共同作業，從細胞裡面把有害物質帶到細胞外面。

◇尿道排泄重金屬檢驗

為進一步了解蓄積在細胞內的有害礦物質的量，必須投以具有與礦物質強力鏈結之性質的螯合劑（Chelating Agents），然後再評估尿液中的礦物質排泄量。

下頁圖6-3是四十歲女性的尿道排泄重金屬檢驗的數據。利用DMSA（按：診斷泌尿道感染的方法）的**螯合劑，讓蓄積在體內的重金屬排泄至尿液裡**。從數據可得知，尿液裡含有許多汞和鉛。

使用螯合劑的時候，會產生副作用，所以請經由精通檢驗方法和副作用的醫師指導後，再接受檢驗。

Toxic Metals; Urine 尿道排泄重金屬檢驗

有毒金屬					
	數值 μg/g 血肌酐酸	標準範圍		參考值內	偏高
鋁 (Al)	55	<	35		
銻 (Sb)	<dl	<	0.2		
砷 (As)	37	<	80		
鋇 (Ba)	1.9	<	7		
鈹 (Be)	<dl	<	1		
鉍 (Bi)	<dl	<	4		
鎘 (Cd)	1.8	<	1		
銫 (Cs)	12	<	10		
釓 (Gd)	<dl	<	0.8		
鉛 (Pb)	12	<	2		
汞 (Hg)	26	<	4		
鎳 (Ni)	5.3	<	10		
鈀 (Pd)	<dl	<	0.15		
鉑 (Pt)	<dl	<	0.1		
碲 (Te)	<dl	<	0.5		
鉈 (Tl)	0.8	<	0.5		
釷 (Th)	<dl	<	0.03		
錫 (Sn)	0.4	<	5		
鎢 (W)	<dl	<	0.4		
鈾 (U)	<dl	<	0.04		

血肌酐酸				
	數值 mg/dL	標準範圍		-2SD -1SD MEAN +1SD +2SD
	49.7	30-	225	

檢體數據		
esults checked.		
檢體採樣日：26/04/2016 檢體受託日：30/04/2016 檢驗完成日：05/05/2016 方法：ICP-MS	Receipt pH：Acceptable <dl: less than detection limit 誘發物：DMSA 1000MG 血肌酐酸 by Jaffe Method	採集時間：timed: 6hours 量： 誘發物：POST PROVOCATIVE

圖6-3　40歲女性之尿液誘發檢驗
（疲勞感、焦躁感）

3 尿液有機酸檢驗

這是測量排泄至尿液裡的各種代謝產物，藉以掌握體內狀態的檢驗。此舉可取得細胞內的代謝程序或氧化壓力，甚至是排毒、腦內激素、腸內環境、念珠菌等許多資訊。實際上，這同時也是診斷某種先天性代謝疾病時所必須採用的檢驗。

在細胞分子矯正當中，這是能夠了解有效資訊的檢驗。但是，當我試著把相同時間所採集的尿液，分別送交給三間檢驗所進行分析後，各自卻有著截然不同的結果。

結果迥異的檢驗項目，對治療方針的影響很大，因此，對於檢驗所的選擇和結果的正確性，今後仍必須仔細檢討才對。

4 遲發性食物過敏檢驗（IgG型）

在細胞分子矯正中，從飲食積極攝取必要蛋白質是非常重要的，但同時也必須特別注意食物過敏的問題。以傳統的食物過敏來說，就像蕎麥麵或鯖魚，吃下肚之後並不會馬上引起蕁麻疹，而是引起氣喘發作、過敏性休克（Anaphylaxis）的症狀。當然，這種傳統的即時性過敏，有時會突然嚴重惡化，甚至也會有攸關性命的情況，所以在臨床上必須多加注意。

一般來說，遲發性過敏最常用的檢驗方法是，測量IgG抗體對食物的免疫反應。正如遲發性這個名稱，因為就算吃下肚也不會馬上引發症狀，所以即便是有IgG抗體的食材，仍不會有自覺症狀；就算有症狀，本人也未必能有所察覺。

檢驗方法很簡單，只要從指尖取一滴血液就足夠了。一般民眾也可以從網路上買到檢驗套組，所以數年前電視上不斷提到「隱藏性食物過敏」時，許多人都曾做過這種檢驗。

結果，很多人都發現，平時常吃的食材幾乎都出現過敏反應。尤其是為小朋友飲食問題而頭痛的父母，反而更不知道該讓孩子吃些什麼，甚至跑去找小兒科醫師看診。

若是一般的醫師，可能會不太清楚ＩｇＧ型過敏在臨床上的意義。因此，看到檢驗結果呈現對大部分食材都有陽性反應之後，應該都會對檢驗方法感到疑問吧？

對此，二〇一五年二月，日本過敏學會正式發表以下看法：「如果把ＩｇＧ抗體檢驗結果，當成判斷過敏食品的依據，並指導患者排除檢驗結果呈現陽性的食物，將會連帶排除掉非過敏原因的食材，若涉及多種品項時，恐怕會對小孩的健康造成損害。」

這個說法一點都沒錯，不過，**當多種食物的ＩｇＧ抗體都呈現陽性時，我認為，應該將之解釋為腸道問題**。也就是說，因為腸黏膜變得虛弱，呈現出腸漏症候群，所以才會對許多食材產生過敏反應[27]。

那麼，該如何解決呢？就是**盡量避免連續好幾天攝取呈現陽性反應的食材**。首先要試著排除使腸黏膜更加惡化的食材，例如，麩質和酪蛋白，也就是小麥製品和乳製品。

然後，**再補充強化腸道黏膜的營養素**（麩醯胺酸或維生素D等），那麼不論我們攝取什麼樣的食材，都不會引起過敏反應。

下頁圖6-4是九歲男童的遲發性過敏檢驗的數據，他因發展障礙而有慢性腹瀉症狀。從資料可明顯看出，患者對許多食物的ＩｇＧ抗體都呈現上升狀態。

這個時候，該採取的動作不是排除所有食材，而是確實去除小麥麩質和乳酪蛋白，同時針對其他食材，以輪流搭配的方式進行選擇。

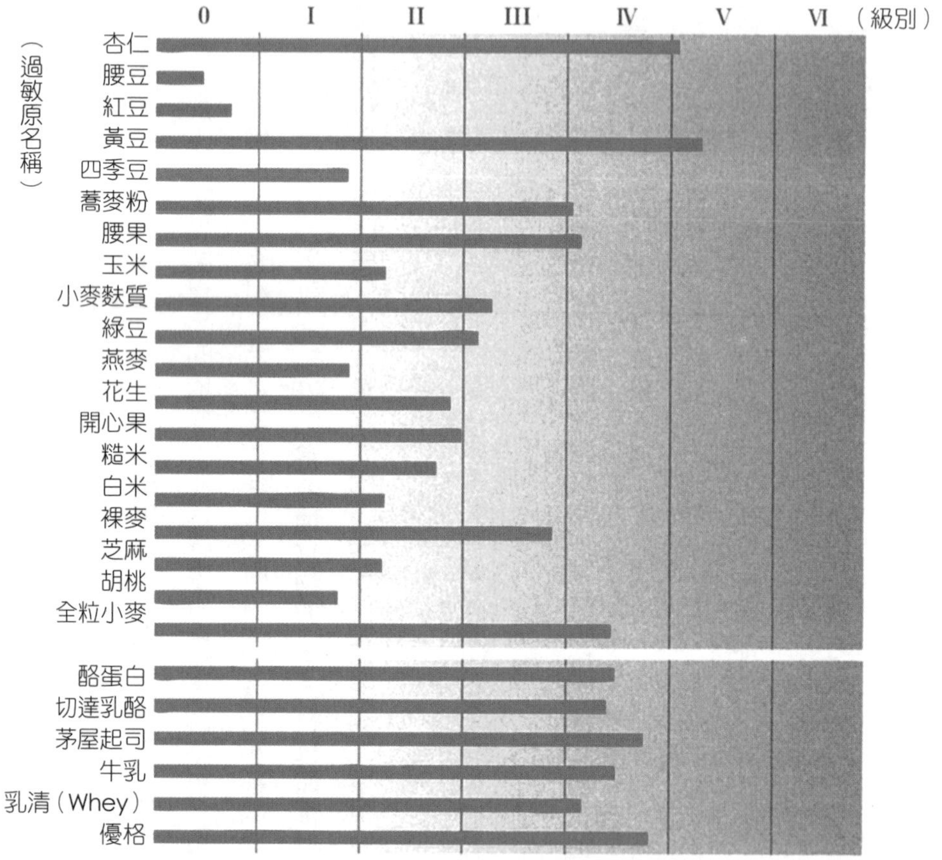

圖6-4　9歲男童人之遲發性過敏檢驗的部分結果
（發展障礙、慢性腹瀉）

5 腸道檢驗

在腸胃的檢驗中，一般最為常見的就是胃鏡或大腸鏡，透過腸內黏膜的檢查，同時可得知是否有潰瘍或癌症等病灶。

而細胞分子矯正則可進一步的了解營養素的吸收狀況、腸內細菌的平衡，甚至是像腸漏症候群這種不易發現的腸黏膜問題。

腸黏膜的功能一旦下降，就會導致營養素吸收率下降。尤其，礦物質類的吸收阻礙更是嚴重，不論攝取再多鎂或鋅等礦物質，還是無法被腸道吸收，同時也會影響到症狀的改善，所以**腸道改善是細胞分子矯正的重要途徑**。

此外，採集糞便，測量糞便裡面所含的各種物質，也可以推測腸黏膜是否有輕微的發炎；測量糞便中所含的細菌，便可了解腸內細菌的狀態。

可是，調查被排泄至糞便中的細菌時，即便有培養生菌的方法、PCR法（按：用於擴增特定DNA片段的分子生物學技術，可在生物體外進行，不必依賴大腸桿菌或酵母菌等生物體）的基因測量方法，仍無法正確了解細菌位在口腔至肛門之間的確切位置。

腸內細菌棲息在口腔至大腸之間的哪個位置？細菌的數量有多少？這些都是重要關鍵。就現況來說，不管是哪種檢驗，都沒有能完全解決問題點的檢驗，即便是科學進步的現在，腸內或許仍是個充滿未知的黑盒子。

圖6-5是三十歲女性在糞便綜合檢驗中的培養檢驗結果。

這位女性本身就有腸胃不適的問題，總是反覆腹瀉和便祕。培養後發現，沒有原本應該被檢出的乳酸菌，卻有許多念珠菌，由此可知腸內細菌嚴重失衡。

腸漏症候群也是讓許多疾病演變成慢性化的原因之一，這可藉由前述的遲發性過敏檢驗，做出間接性的

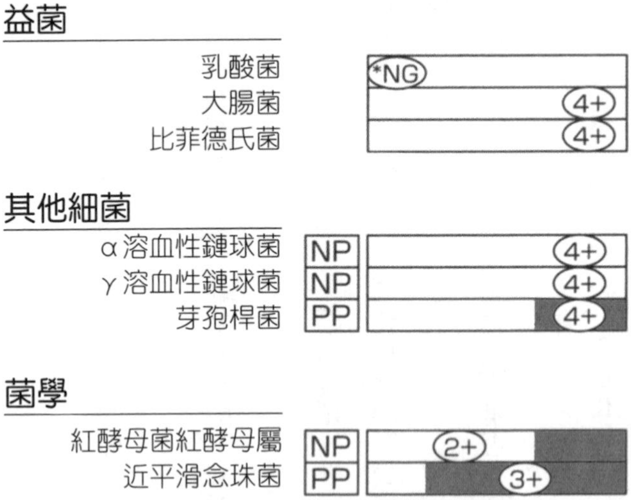

圖6-5　30歲女性之糞便綜合檢驗中的培養檢驗
（腸胃不適、反覆腹瀉與便祕）

預測，除此之外，也可以透過乳果糖／甘露醇檢驗（Lactulose/Mannitol Test；使用兩種水溶性糖水的尿液檢驗）或連蛋白（Zonulin）檢驗（調查連蛋白，在小腸被釋放出的蛋白質的血中濃度）等方式，**直接調查腸黏膜的功能**。

不管哪種檢驗，基本上都是把檢體送到美國的檢驗公司，所以費用相當昂貴（按：約新臺幣兩千元到五千元不等）。

圖6-6是五十歲女性的乳果糖／甘露醇檢驗。通常幾乎不會被排泄到尿液裡面的乳果糖（分子量較大，就算經口攝取，仍不會被腸道吸收，所以應該不會從尿液被排出）卻排泄到尿

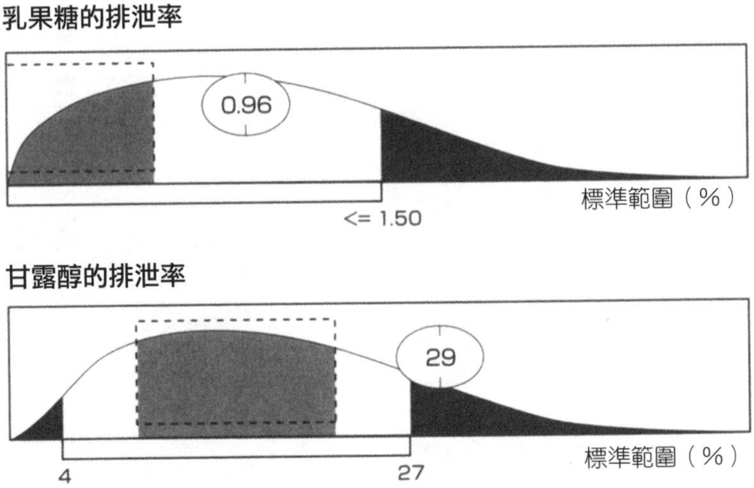

圖6-6　50歲女性（慢性疲勞、抑鬱）：乳果糖／甘露醇檢驗

乳果糖、甘露醇的排泄量都高於標準範圍，因此可窺見出腸漏症候群的狀態。

液裡面，分子量較小的甘露醇（被腸道吸收，從尿液排出）也一樣有問題，排泄量比平常增加許多，由此可看出腸黏膜呈現滲透性亢進的腸漏症候群的狀態。

也就是說，因為腸道變粗糙，所以黏膜大都清晰可見，導致分子量較大的物質也可以侵入身體裡面。

6 腎上腺檢驗

腎上腺是位在左右兩邊的腎臟上方，約五公克左右的小器官。腎上腺有腎上腺皮質和腎上腺髓質兩層，分別會合成分泌對人體生命活動特別重要的激素。

腎上腺皮質會把膽固醇當成原料，合成皮質類固醇（Corticosteroid）。皮質類固醇具有對抗壓力或抑制發炎的作用，同時與血糖調整的醣類皮質激素、維持血壓或調整礦物質的礦物皮質激素，甚至還有一部分的性激素也有密切的關係。

此外，腎上腺皮質還會分泌腎上腺素、去甲腎上腺素等兒茶酚胺，具有控制血壓等自律神經反應的作用。

從這些激素的作用來看，腎上腺的功能一旦下降，就會使血糖和血壓的調整紊亂，形成低血糖症或站立型低血壓等症狀。甚至，長期的慢性發炎性疾病，會使自己的類固醇激素（皮質類固醇）來不及合成，就必須使用製作成藥劑的類固醇。

因為一般的治療方法無法獲得足夠改善，而希望採用細胞分子矯正的就診患者，大都有腎上腺功能下降的腎上腺疲勞問題。然而，腎上腺疲勞並非單獨產生的疾病，而是因為生活壓力、醣類飲食所造成的血糖起伏不定，甚至長時間的疾病等，導致腎上腺長期遭到濫用所致。

然後，腎上腺疲勞的發生，會使血糖值的起伏更加嚴重，導致對壓力的抵抗明顯下降，進而形成複雜的病理。

調查腎上腺功能的檢驗有多種分法，例如，使用唾液調查一整天的皮質類固醇分泌，或是利用尿液調查從腎上腺分泌出的激素代謝產物等。

圖6-7是二十歲女性憂鬱症患者的唾液皮質醇數日內的檢驗數據。

多數被診斷為憂鬱症的患者，都可以看到唾液皮質醇在一日之內的變

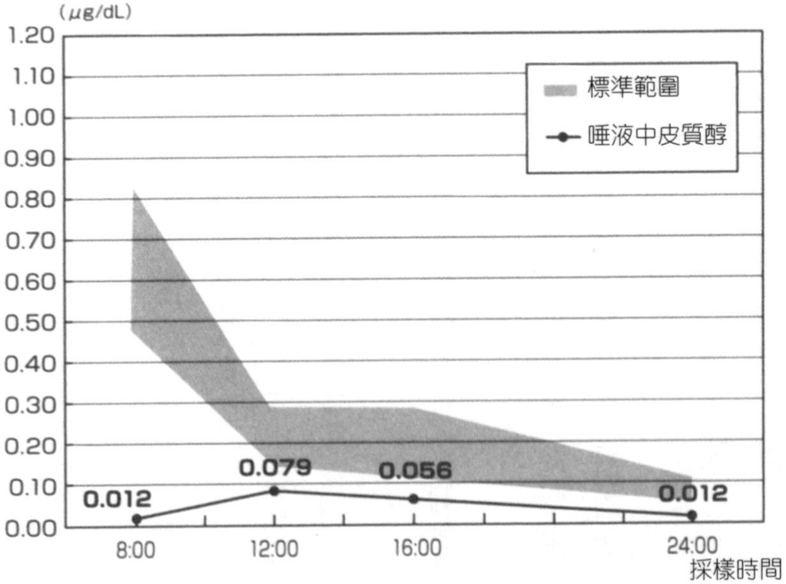

圖6-7　20歲女性（憂鬱症）：唾液皮質醇日內變動檢驗

動狀況。

早上的皮質醇分泌明顯偏低，所以開始出現早上爬不起來、晨間低血糖等，以及憂鬱症狀以外的許多症狀。在患者被診斷為憂鬱症之後，反覆投藥治療了好幾次。

圖6-8是二十歲男性憂鬱症男性的唾液皮質醇一天內的變動檢驗結果。**早上至中午之前，身體呈現疲累，同時伴隨許多抑鬱症狀，但傍晚開始變得充滿活力**，所以還被取了「五點男」的外號。難以入睡的症狀也可從這個圖表看出。

不管怎麼說，讓腎上腺好好休息，在壓力大的現代社會中，對於健康的人來說，更是重要。若要讓

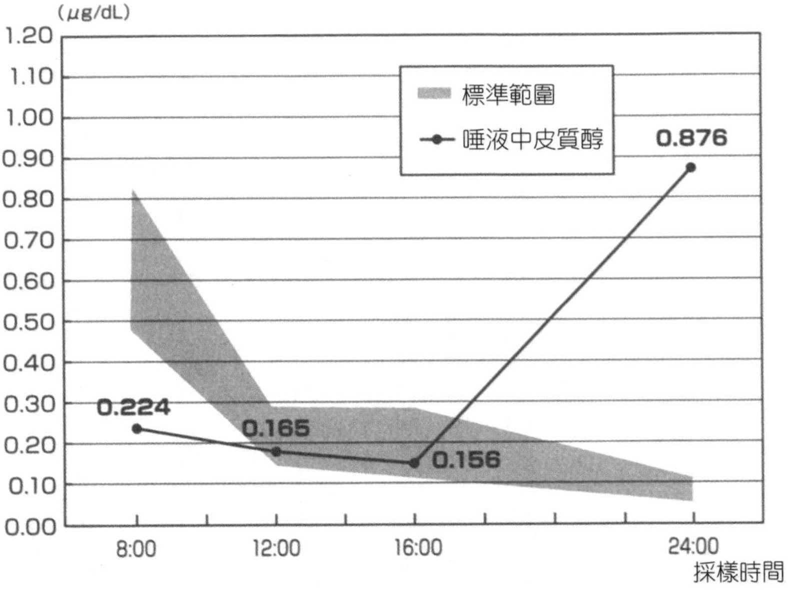

圖6-8　20歲男性（憂鬱症）：唾液皮質醇日內變動檢驗

腎上腺好好休息，不讓血糖值急遽變動，比什麼都來得重要，避免累積壓力同時也是最基本的方法。

除了這裡介紹的檢驗以外，細胞分子矯正還會實施許多種檢驗。不管是哪種檢驗，最重要的是如何評估檢驗結果，並讓結果有利於治療。

如果腸道狀態不夠健康，就無法避免遲發性食物過敏。另外，抗生物質或精製食材的攝取，甚至是食材所含的農藥或添加物，都在不知不覺間影響著我們。即便進行腸內環境的檢驗，也很難達到完全理想的狀態，而且要把身體內的重金屬或念珠菌，完全去除也是不可能的。

從檢驗結果，判斷這些數字和患者受症狀有什麼樣的關聯？如果有關聯的話，要採用哪種程度的治療，才能夠減少影響，這對醫療從業人員來說，才是最重要的。

然後，在日常生活中，請各位讀者多多關心腸道和腎上腺，並養成提高自癒力的有效生活習慣。

其中，最重要的就是飲食，以及壓力管理。

第七章

細胞分子矯正，助孕、抗老化、抗癌，通通有效

前面介紹了數個代表性疾病患者的治療過程。

細胞分子矯正是從營養層面改變人體功能的治療方法。因此，不光是各種疾病的治療，它同時也可以針對抗老等領域，以及過去已經確立的治療法，藉由積極的互補或併用，來提高治療效果。

接下來，我們將為大家介紹在前面未提及的領域（不孕、抗老化醫學、癌症）中，患者治療的實際案例。

1 治療不孕，你得先吃對營養素

對求子的夫婦來說，不孕症是場漫長的抗戰。不過，現在，醫界對不孕症的治療已有大幅的躍進，即便是以往被認為後嗣無望的狀態，仍然有受孕生產的可能。可是，遲遲無法如願得子的人仍然很多。

我的診所在二〇〇三年開設當時，曾因口耳相傳，而在一個月內來了好幾名正在接受治療的不孕症患者，因此而有了同步實踐細胞分子矯正，讓患者受孕成功並順利生產的經驗。

近幾年，透過SNS和各類媒體的傳播，診所來了更多不孕症的患者，我也才因此而投入了不孕的治療。

另外，正統的不孕治療領域也指出營養的重要性，許多專攻不孕治療的醫師也都十分踴躍參加細胞分子矯正的研討會或讀書會。同時，在傳統的不孕治療中併用細胞分子矯正的設施也有增多的趨勢。

這裡來介紹一下本診所某患者的治療案例。

K小姐從三十歲開始便自覺到抑鬱症狀，而在精神科接受投藥治療。經過數年的投藥治療之後，狀態仍未改善，白天也經常臥床，憂心的母親在她三十八歲的時候，帶她到本院初診。

透過細胞分子矯正的同步實踐，K小姐的憂鬱症狀和全身的倦怠感逐漸有了改善，但精神科的主治醫師卻解釋，「那是因為投藥有了效果」一口拒絕了精神科藥物的減藥，於是她便換了精神科的醫院和主治醫師，採取依症狀改善減少處方藥的方針。

之後，憂鬱症狀雖會因壓力等問題時有惡化，但最終還是靠著營養素的補充，以及最低限度的藥劑增量克服症狀，到了四十一歲的時候，她終於可以停掉所有藥物。就算不靠藥物也能安然入睡，就算沒有鬧鐘也可以自動醒過來，甚至還可以起床幫先生做早餐。

之後，K小姐每年在本院接受兩次的血液檢驗，並依照其檢驗結果，搭配使用最低限度的營養補充品，同時持續實踐細胞分子矯正。

到了四十三歲的時候，他們夫妻倆有了「想要孩子」的念頭。過去，K小姐長期服用大量的精神科藥物，甚至連日常生活都有問題，所以對他們夫妻來說，他們從未想像過懷孕、生產，甚至是養兒育女。

於是，他們決定接受不孕治療的門診治療。聽取檢驗報告的時候，主治醫師表示，體內的激素平衡難以受孕，不適合接受不孕治療，甚至還說：「既然憂鬱症痊癒了，夫妻倆就好好享受今後的人生吧！」說服了夫妻倆。

之後，K小姐即使偶爾有飲食紊亂的情況，或是幾乎沒有服用營養補充品，仍然在本院持續接受一年兩次的血液檢驗，同時持續實施細胞分子矯正。

四十七歲的時候，K小姐出現月經突然停止、體重開始增加、心情不佳的相關症狀。K小姐自行推測，有可能是更年期障礙。甚至，因為體重的增加，而倍感困擾，所以就以爬樓梯或跳繩的方式來瘦身減肥。

可是，那個時候，她的腦中突然閃過一個念頭，「該不會是懷孕了？」於是她到藥房買驗孕棒。檢驗後發現，懷孕判定呈現陽性。她馬上停止跳繩瘦身，並到婦產科檢驗，最後在四十八歲的時候，以自然分娩的方式順利生產。

這樣補對營養，解決不孕難題

透過細胞分子矯正，卵子品質（等級）大都會提升。另外，男性方面也一樣，精子的品質、活動力、數量也會變好。其中，精子的變化會比卵子快速，通常一至二週左右就會好轉。

精子的周轉（Turnover）非常快速，所以營養狀態變好之後，精子也會恢復活力。以男性的情況來說，最重要的事情就是攝取鋅和ＤＨＡ（因為睪丸裡面原本就含有高濃度的鋅和ＤＨＡ）。

另一方面，以卵子的情況來說，因為從原始卵泡（Primordial Follicle）的狀態到排卵狀態需花費數個月，所以需要一些時間。對患者來說，只要營養狀態持續三個月左右，三個月之後的排卵就會變好。我會這樣告訴患者。

另外，卵子為了在子宮著床，必須使子宮內膜變厚。因此，關鍵便是促進細胞分化，相關的維生素A、E、D等營養素的攝取最為重要。細胞分化不正常所引起的其他症狀（異位性皮膚炎或乾癬）也是如此（例如，以我的情況來說，開始細胞分子矯正後，就算打高爾夫，手掌也不會再起泡；就算曬太陽，也不會再脫皮。這便是分化或角質化的問題，所以道理是相同的）。

治療不孕症時，專門醫院會測量女性激素的分泌；細胞分子矯正則會測量激素的原料，只要增加原料，身體自然就會製造出激素。

另外，細胞分子矯正不僅能助孕，通常也能減輕孕吐、減少懷孕期間的不適。甚至，生產之後，母親的身體及精神狀態也會比較穩定，許多母親都說：「帶小孩很快樂。」

還有一件更重要的事情。那就是寶寶非常健康。皮膚完全沒有溼疹等問題，晚上也睡得非常香甜，所以就算為了哺乳，而把寶寶叫起來喝奶也沒有問題。甚至，寶寶總是笑咪咪的；就算哭，哭聲也相當溫柔，沒多久就會停止哭泣。

最近的門診也是一樣，正在治療不孕的四十六歲、四十七歲的女性皆順利受孕，並持續實踐細胞分子矯正。希望她們都可以順利產下健康的寶寶。

不孕治療對精神方面造成的壓力，自然不在話下，但其實在體力方面也是相當吃力。不過，只要同步實踐細胞分子矯正，就可以讓身體充滿活力，同時對不孕治療更加積極。

最近，專攻不孕治療的機構，也開始理解營養的重要性，並增設了細胞分子矯正相關設施。

福岡縣的古賀文敏女性診所，在日本孕婦科學會的報告中，儘管以不孕治療的受孕率創下了全國第三的優異成績，卻仍為了進一步改善而積極採取細胞分子矯正，留下了許多成果。

古賀院長在二〇一七年十月，在美國舉行的「ASRM」（美國生殖醫學會）座談會，也曾提到營養與不孕的關係。

另外，位於東京大崎車站附近大廈的花岡ＩＶＦ診所的花岡正智醫師，更指導希望懷孕而求診的所有患者，服用血基質鐵和維生素Ｄ的營養補充品。對於進行營養狀態檢驗的患者，也會給予其他營養素的補充，但是據說唯有血基質鐵和維生素Ｄ，是直接請患者服用。

我也認為這兩種營養素的提升，對受孕來說是最重要的要素，所以聽到專業醫師給予這種指導時，在感受到自己的評估原來是正確的同時，也相當驚訝於儘管部分醫師採納細胞分子矯正僅有數年，卻仍可充分理解其本質。

據說花岡醫師現在正在蒐集缺鐵女性利用血基質鐵補鐵，與不孕治療的相關數據，為了幫助更多患者應用，而積極準備論文發表。

2 抗老化，六十三歲開始也不晚

本診所的患者R女士，定期在美學沙龍接受治療。在沙龍接受療程時，因為可以釋放平日的壓力，和美容師聊天，因此總是讓她感到非常快樂。雖然肌膚狀態變好、心情也隨時得以舒緩，但每個月還是會有數次的**晨間頭痛，以及花粉症**等多種過敏症狀。

後來，她在美學沙龍的療程中，接觸到細胞分子矯正。雖然這是她第一次聽到，對於詳細內容也完全無法理解，不過，因為是長年熟識的美容師所介紹的療法，所以她便來到本院就診，因而從六十三歲才開始接受細胞分子矯正。

對於長年以來的過敏問題，R女士過去都是服用抗過敏劑，甚至在花粉症時期，還必須用雷射的方式燒灼鼻黏膜。頭痛時，她會服用藥劑較強的藥物，也曾使用過兩種藥物仍然無效的情況。甚至，對於復發的中耳炎，則是在每次發作時，使用抗生素。

然而，採用細胞分子矯正經過**七年之後**，現在的她不需要任何藥物，身體狀態已好轉許多，甚至能積極的挑戰更多新事物。

於是，R女士便挑戰了年輕時期一直希望挑戰的騎馬。就算為了騎馬而來到杉樹林附近，也不會有半點花粉症的症狀，漸漸的可以享受騎馬奔馳的暢快感受、完完全全的享受人生。

對女性來說，抗老是相當重要的課題。女性雜誌經常以皮膚鬆弛或皺紋為主題，邀請相關專家撰寫專欄，我也因此而接下了不少的寫作工作。像R女士這樣，可以隨著年齡一起充實自己的人生，不就是真正的抗老嗎？

3 癌症沒有「最後治療」，但可以試試分子矯正[28]

癌症患者該吃什麼、不該吃什麼？對於癌症相關的飲食，每天總有新書籍發售，市面上更充斥著許多資訊。

我強烈的認為，即便是癌症的領域，仍然可以藉由細胞分子矯正的應用，得到當下的最佳答案。

由於癌細胞以葡萄糖作為能量來源[29]。因此，糖尿病患者罹患癌症的機率比較高。另外，也有報告指出，罹患癌症的糖尿病患者，可藉由血糖值控制的改善，來改善癌症的預後（Prognosis，**根據症狀對病情發展、傷勢持續時間及傷癒可能性等疾病結果的預測**）。甚至，因糖尿病而罹癌時，短期與長期存活相關的預後會比較差。

也就是說，癌症的能量來源，也就是葡萄糖較多的糖尿病，比較容易罹癌。罹患癌症的時候，只要降低血糖值，就可以改善預後。如果持續維持血糖值偏高的狀態，存活時間就會變短。

從這些事實，我可以推測，①血糖值偏高，就會有更豐富的癌細胞能量來源，也就是葡萄糖，供給給癌細胞；②第二型糖尿病會形成胰島素抗性，使胰島素分泌過剩[30]。

第二型糖尿病會分泌大量的胰島素，使血糖值下降。其實胰島素不只會使血糖值下降，同時也會促進癌細胞的增殖。第二型糖尿病的「高血糖＋高胰島素」狀態，對癌細胞來說，可說是最舒適的優良環境。

在我的診所，即便是沒有糖尿病的患者，我也會請他們實施五小時葡萄糖耐量試驗（因為這項檢驗，堪稱是診療自律神經機制的終極檢驗）。目前已經有三千人左右的患者做過這項檢驗。

結果，在一般診斷標準中，沒有被診斷出糖尿病的許多患者，其實在餐後都呈現出超過一四〇mg／dL的高血糖，同時也可看出大量的胰島素分泌。

也就是說，即便是沒有罹患糖尿病的人，仍頻繁發生「高血糖＋高胰島素」的狀況。

所以，癌症患者也必須積極限制醣類，避免製造出高血糖、高胰島素的狀態，是相當重要的飲食概念。

腫瘤變小、積極抗癌的T先生

許多癌症患者為了合併實踐細胞分子矯正療法，或是透過細胞分子矯正積極治療而往返本診所。以下分享T先生的案例。

T先生在七十歲發現罹患肺癌時，癌細胞已經擴大，轉移到兩側，因而無法進行手術。雖然初期曾用抗癌藥物的化學療法，使小型腫瘤消失，治療情況相當良好，但抗癌藥物的效果卻逐漸下降，於是便在每次增加或變更抗癌藥物。

然而，主治醫師卻宣告治療無效，X光片上明顯的癌症腫瘤，就連外行的T先生也能清晰看出。T先生在七十三歲到本所就診，開始實踐細胞分子矯正之後，便停止使用所有的抗癌藥物，而改用限制醣類的飲食方法，以及積極服用營養補充品來改善、提高免疫力，甚至還同時採取高濃度維生素C點滴的治療。

之前，就算使用了所有的抗癌藥物，肺癌的大型腫瘤仍然沒有消失，但實踐細胞分子矯正後，卻有了縮小的傾向。只是，縮小到某種程度之後，腫瘤就沒有再縮小了（兩公分左右），每次拍攝的X光片，都呈現出相同的大小。

結果，T先生在這種狀態下，持續實踐細胞分子矯正長達十年以上，直到八十歲後半才因為衰老而逝世，但辭世之前，他總是在施打高濃度維生素C點滴時，輕鬆的用電腦搜尋資料或是玩遊戲，然後在打完點滴的回程路上，去壽司店喝上一杯、享受美味的壽司。

照邏輯來說，吃壽司、喝日本酒，對癌症治療來說並不恰當。但這是T先生為了獎勵持續實踐細胞分子矯正，並與癌症奮鬥的自己，片刻的愉快時光。

到了八十歲後半，T先生的身體開始老化，接著雙腳也開始行動不便，於是便改成坐輪椅、搭車到診所附近。雖然T先生一路都很努力，但最終還是進了長期照護機構，之後癌細胞沒有消失，但也沒有再出現任何症狀，離開人世時相當安詳。

我發現癌症治療效果遠遠超出預期的患者，大都是些積極且樂觀的人。當然，癌細胞擴散而使全身狀態惡化的時候，實在很難對患者說出「請積極樂觀面對」這樣的話。

就算如此，我們還是不該失去希望，只要補充身體需要的營養，同時阻斷葡萄糖和胰島素對癌細胞的供給，肯定能實際感受到明顯的變化，我總是自信滿滿的鼓勵患者。

我的診所裡常有這樣的情況，罹癌的丈夫施打高濃度維生素C點滴，以及使用營養補充品的細胞分子矯正，妻子看到丈夫變得精神奕奕，皮膚狀況也變好之後，太太也跟著要求「我也要」施打高濃度維生素C點滴。

這種夫妻共同施打點滴的情況，可說是細胞分子矯正獨有的景象。因為細胞分子矯正的任何治療都對身體沒有半點傷害。這是一般癌症治療不可能出現的光景。

從腹瀉、噁心，到正常搭電車

接下來，雖然是個相當令人遺憾的案例，不過還是介紹給大家。

F先生就職於一流企業，因比同期同事更快速升遷部長，所以工作十分忙碌。然而，就在某一次健康檢查，四十六歲的他，突然發現自己罹患了肺癌。之後，他決定暫時離開職場，專注於治療，並且開始在國立癌症專門醫院接受抗癌藥物治療。

抗癌藥物的副作用遠遠超出他的想像。嚴重的噁心與腹瀉，讓他原本八十公斤以上的體重，在兩個月內減少了十公斤以上。嚴重的掉髮，甚至讓他跑到醫院內的理髮店，把頭髮全部剃光。轉移到兩側肺部的肺癌腫瘤，在抗癌藥物治療一季結束的時候，腫瘤有縮小的傾向，轉移病灶在影像診斷中，看起來就像是消失一般。

雖然主治醫師同意他出院，但或許是因為瘦了十公斤之多的關係，光是走在平地，就會感覺呼吸急促，就連入院前原本可以正常上下樓，也變得十分吃力，呈現完全無法攀爬的狀態。食慾也無法恢復，出院之後仍然難以回到職場。

在之後的追蹤檢驗，病情也沒有好轉的現象，白血球數依然持續偏低，我推測應是抗癌藥物治療所產生的免疫力下降等副作用。

在這種狀況下，F先生接觸到細胞分子矯正，便抱著希望到本診所就診。經血液檢驗發現，不光是白血球數，白蛋白和血紅素也都明顯偏低。

後來，F先生每週施打二次高濃度維生素C點滴，並且定時補充胺基酸，尤其是用於麩醯胺的蛋白質，甚至也透過營養補充品，積極的補充血基質鐵，以及其他不足的許多營養素。

不到一個月的時間，F先生便有了全身力量湧現的實際感受，可以自己一個人搭電車往返診所。頭髮也開始茂密生長，體重也逐漸恢復，他開心的說：「感覺似乎再過不久就能回公司上班了！」

在影像檢驗中，大型的肺癌腫瘤仍然維持原來的大小，無法根據腫瘤的大小確認細胞分子矯正對癌症腫瘤的治療效果。可是，在血液檢驗中，白血球數、白蛋白和血紅素等重要的數值，有了急遽的改善，同時，表現CRP（按：由肝臟生成的特殊蛋白，為發炎的指標）等發炎的項目也趨於正常，由此可知，全身狀態都有了明顯的改善。

在癌症患者進行細胞分子矯正療法時，緩解發炎是鎮定癌細胞，同時預防新的癌細胞轉移的重要關鍵，從這一點來看，仍可證明細胞分子矯正於此案例的效用。

抗癌藥物不是最後機會㉛

這個血液檢驗的改善，讓主治醫師大為吃驚。主治醫師甚至認為，「若可以持續這種狀態的話，就可以進行下一次的抗癌藥物治療」、「這是最後的機會」，建議F先生接受下一次的抗癌藥物治療。

聽到主治醫師「最後希望」、「最後機會」的提案後，F先生決定把希望寄託在抗癌藥物而住院接受治療。兩個月之後，他的太太告訴我，F先生在抗癌藥物治療期間，因為嚴重的副作用使白血球數量下降，最後導致肺炎而病故。那個時候，我好後悔當初沒有阻止F先生把抗癌藥物當成「最後機會」。

不管是什麼樣的疾病，主治醫師的意見都具有相當大的意義。在第四期的進行性癌的治療中，被主治醫師宣告「治療無效」，對患者來說，就像是最後通牒，帶來的是滿滿的絕望感。對於接受抗癌藥物治療的患者來說，抗癌藥物治療就是一線希望。可是，也應該做好可能因而縮短壽命，或是使存活期間的生活品質（Quality of Life，簡稱QOL）下降的心理準備。

如果癌症治療的專業醫師，除了抗癌藥物之外，同時也能了解細胞分子矯正的治療法，並向患者做出提案的話，不知道會有多少患者可以得到拯救。

對癌症的治療效果

在細胞分子矯正當中，即便是被宣告僅可存活數個月的患者，仍然可以活力滿滿的度過兩、三年的時光。而且，在這二至三年的期間，那些患者都能大啖美食，和重要的人一起做想做的事情，度過充實的時光。那是使用抗癌藥物、為副作用所苦，所無法比較的。

細胞分子矯正有好幾種有效的癌症治療（整合營養療法）。雖然這裡無法加以闡述細節，但只要從各種角度擬定縝密的治療計畫，就能打造出足以與癌細胞對抗的身體。

其中，最重要的就是，細胞分子矯正對癌症治療效果的評估方法，和一般的抗癌藥物治療不同——無法根據腫瘤的大小變化進行評估。

在檢驗影像中，即便癌症的腫瘤大小相同，在一般的情況下，還是沒有辦法看出腫瘤是否呈現活躍，亦或是沉睡的狀態。可是，PET檢驗（Positron Emission Tomography，正子斷層造影，目前診斷癌症、心臟病及神經精神疾病，最具有突破性意義的診斷）可以從葡萄糖的消耗了解腫瘤的活動情況。我認為這是測量癌症治療效果最簡單的檢驗方法。

一般的癌症治療臨床，在評估進行性癌的治療效果的時候，如果除了腫瘤的有無和大小變化之外，還可以把腫瘤活動等項目，甚至腫瘤的大小、能健康活多久的「存活期間」當成治療效果的評估標準的話，像F先生這種案例，抗癌藥物治療就不會是唯一的選擇。

如果F先生可以維持腫瘤持續沉睡的穩定狀態，搞不好就可以跟前面介紹的T先生一樣，和癌症和平相處，頤養天年直到人生的最後盡頭，真的很令人遺憾。

後記

改變你的日常飲食，更要吃對營養素

我接觸細胞分子矯正療法，已有二十年之久。在剛接觸的當時，完全是靠自己的專業在摸索，因而讓我有了許多的感觸。

之後，有許多精神疾病領域以外的患者來找我看診。許多無法藉由一般投藥治療實際改善的精神科患者，因為細胞分子矯正而有了急遽的改善，在親眼見證之後，不禁讓我對精神科的治療指南產生極大的疑惑。

之後，因緣際會，除了精神科之外，我也在許多診療科領域有過相同的經驗，這讓我更加確信，**細胞分子矯正的觀念是所有診療科的基礎**。

之後，我開始有了這樣的念頭，除了幫助自己的患者之外，如果能讓醫師或牙科醫師等更多的醫療從業人員，正確的理解營養素的重要性，並將這些觀念實際運用在患者身上，那將是本該得到拯救的患者們的最大幸福，也是醫師應該盡的本分。

二〇〇三年，我開始推動以醫師為對象的研討會。二〇一七年年底，採取細胞分子矯正治療的醫療設施已經超過二千間之多。不過，儘管細胞分子矯正能有驚人的改善，能夠為患者帶來更加充實的人生，但現在還是有很多患者為疾病所苦。這種療法應該被廣為流傳，成為日本的醫療常識才行。

我的診所裡有腦外科、精神科、漢方等各個專業領域，同時一邊學習細胞分子矯正，一邊值勤的醫師。最近，更有在大學擔任要職的精神科專業醫師，來本院開設門診。漸漸的，一切都有了改變。

食物會被身體的神之手仔細調節，製造出我們的腦和身體，並且讓腦和身體產生功能。若能了解這項事實，我們便更能了解每日攝取食物的標準。我衷心希望每一個人都能了解，並且感受到連精密儀器也無法比擬的人體奧妙。

細胞分子矯正的實踐大都以變更日常飲食為主，然後再利用營養補充品補充關鍵的營養素，所以就算是一般人自行實踐，仍然可以得到效果，也很少引起較大的問題。

然而，就像本書所提到的，細胞分子矯正的血液檢驗，也是找尋答案的方法。當大家實踐本書所介紹的資訊，卻還是無法得到明確的結果，或是感覺病情更加惡化時，建議不要猶豫，直接接受醫師的診斷和治療。

另外，正在接受一般治療，又同時實踐細胞分子矯正的人，因為當下所服用的藥物也會有所關聯，所以如果可以的話，建議到可以正確評估血液檢驗數據，同時又能夠給予適當建議的專業醫療機構，接受詳細的診療。

細胞分子矯正目前還不算是一般性的治療，有時甚至還會遭到誤解或非議。就算如此，患者還是願意採納這種治療方法，並且與我分享驚人的改善。對一個醫師來說，再也沒有比這個更為光榮且開心的事了。衷心的感謝每一位患者。如果我不知道細胞分子矯正，一直照著教科書的方法持續採用投藥治療，就不會感受到如今的種種喜悅和價值。

然後，我之所以至今都還能堅持實踐細胞分子矯正，都要感謝診所的工作人員。為了讓選擇這種治療的患者可以獲得改善，每個工作人員都相當的認真、努力。為了實現「讓細胞分子矯正療法成為日本醫療常識」的這個夢想而全力以赴的工作人員、醫師夥伴們，甚至是把畢生所學應用於工作，並為了民眾的健康而積極奮鬥的每一位工作者，在此衷心的獻上無限感激。

最後，我還要感謝過去也曾是我的患者、這次全力企劃這本書的關口麻美子小姐，以及願意把細胞分子矯正這個還不算普遍的名詞當成書名，並協助編輯的光文社的草薙麻友子小姐，真心感謝他們。

審定者介紹

謝嚴谷 講師

自幼成長於內科與小兒科診所家庭，十九歲赴美求學，一九九一年畢業於賓州州立大學財經系，一九九三年取得俄亥俄州州立大學金融碩士。

二〇〇八年與夫婿謝柏曜先生於臺中市，共同創辦「德瑞森莊園自然醫學中心」，致力於歐美學者細胞分子矯正醫學與自然預防醫學著作之編譯與推廣。曾編審《長壽養生之道：細胞分子矯正之父二十周年鉅獻》、《無藥可醫：營養學權威的真心告白》、《拒絕庸醫：不吃藥的慢性病療癒法則》、《燃燒吧！油脂與毒素》、《牙醫決口否認的真相：致命的毒牙感染》、《重建免疫療法》、《奇蹟好油：OMEGA-3 臨床療癒實錄》（以上為博思智庫出版）、《油漱療法的奇蹟》、《細胞分子矯正醫學聖經》、《維生素C：逆轉不治之症》、《椰子生酮飲食代謝法》（以上為晨星出版）。

自二〇〇八年起十年以來，於臺中德瑞森細胞分子矯正衛教中心、賀弗診所固定開課講授細胞分子矯正相關課程。

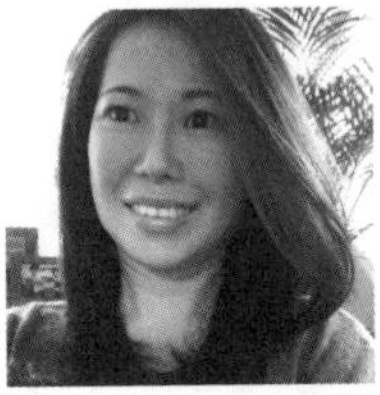

掃描QR Code，即可下載謝嚴谷老師全書審訂注❶~㉛。

國家圖書館出版品預行編目（CIP）資料

最強營養療法：以營養素取代吃藥強壓症狀的自癒力療法，90% 病痛都消失。/ 溝口徹著 ; 羅淑慧譯. --二版.-- 臺北市 : 大是文化，2023.10
272面 ; 17×23公分.--（EASY；120）
譯自 : 最強の栄養療法「オーソモレキュラー」入門
ISBN 978-626-7328-56-9（平裝）

1.CST：營養　2.CST：食療

411.3　112011764

EASY120
最強營養療法
以營養素取代吃藥強壓症狀的自癒力療法，90%病痛都消失。

作　　者　溝口徹
譯　　者　羅淑慧
審　　定　謝嚴谷
責任編輯　黃凱琪
美術編輯　林彥君
副總編輯　顏惠君
總 編 輯　吳依瑋
發 行 人　徐仲秋
會計助理　李秀娟
會　　計　許鳳雪
版權主任　劉宗德
版權經理　郝麗珍
行銷企劃　徐千晴
業務專員　馬絮盈、留婉茹、邱宜婷
業務經理　林裕安
總 經 理　陳絜吾

出 版 者　大是文化有限公司
臺北市 100 衡陽路7號8樓
編輯部電話：（02）23757911
購書相關諮詢請洽：（02）23757911 分機122
24小時讀者服務傳真：（02）23756999
讀者服務E-mail：dscsms28@gmail.com
郵政劃撥帳號／19983366　戶名／大是文化有限公司

法律顧問　永然聯合法律事務所
香港發行　豐達出版發行有限公司 Rich Publishing & Distribution Ltd
地址：香港柴灣永泰道 70 號柴灣工業城第 2 期 1805 室
Unit 1805, Ph. 2, Chai Wan Ind City, 70 Wing Tai Rd, Chai Wan, Hong Kong
電話：（852）21726513　傳真：（852）21724355
E-mail：cary@subseasy.com.hk

封面設計　FE設計 葉馥儀
內頁排版　蕭彥伶
印　　刷　緯峰印刷股份有限公司
出版日期　2019年12月初版
2023年10月二版
定　　價　新臺幣420元
ISBN　978-626-7328-56-9
電子書ISBN　9786267328705（PDF）
9786267328712（EPUB）